I0092331

開心俱樂部
訪談錄

Joy Club Interview Transcript

廖卉平

Liao Huiping

易文出版社
I Wing Press

Joy Club Interview Transcript

Liao Huiping

ISBN: 978-1-961768-19-2

Published by I Wing Press, Inc. New York

Iwingpress@gmail.com

新希望華人癌症關懷基金會

開心俱樂部訪談錄

廖卉平 著

出 版 人： 邱辛曄

美編設計： 王昌華

出 版： 易文出版社·紐約

版 次： 2025 年 9 月第一版，第一次印刷

字 數： 150 千字

定 價： $24.99

Copyright © 2025 by Liao Huiping, I Wing Press, Inc. USA

All rights reserved.

No part of this book may be reproduced in any form or by any electronic or mechanical means including information storage and retrieval systems, without permission in writing from the publisher. The only exception is by a reviewer, who may quote short excerpts in review.

作品內容受國際知識產權公約保護，版權所有，侵權必究

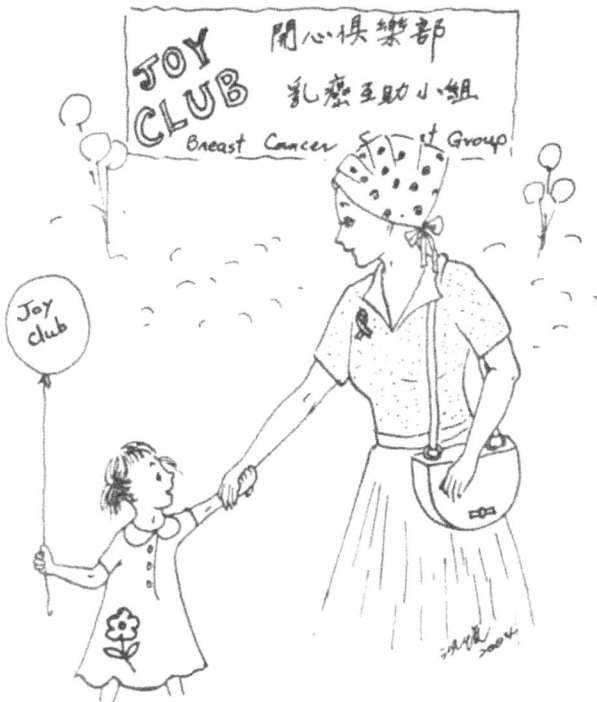

「媽咪，這裏好好玩，我長大了也要來當會員。」

（如果妳是乳癌患者，妳要教女兒從二十歲開始就要注意乳房的健康。）

"Mommy, I had so much fun today. When can I become a member?"

(If you have had breast cancer, you should teach your daughter about breast health when she reaches 20.)

獻　　給

　　開心俱樂部三十多年以來一起對抗乳癌，一起歡笑流淚，一起熱愛生活的每一位朋友。

前　言

　　我近距離接觸到的第一個乳癌患者是 Christina 賈暢。當時她女兒和我的小女兒在同一個幼稚園，都只有三歲，她倆還成了在一起玩的好朋友。我當時並不知道她是乳癌的幸存者，所以經常和她一起帶孩子們玩，可是話題從來沒有落到乳癌上面。她給我的印象就是積極，樂觀，而且熱愛生活。後來有一段時間她帶著女兒回國，再次見到她的時候，那時我們的孩子也都到了同一個小學上 K 年級。

　　直到有一次大家聊起孩子們幼兒園的老師，才發現這個老師是一位有 20 多年乳癌年齡的乳癌幸存者，她向我們發郵件宣傳一個關於乳癌認知普及的推廣活動。這時候我才知道原來賈暢自己也是一個乳癌幸存者，當時她乳癌年齡五年，還在進行一系列的後續重建治療。我這才開始有機會深入瞭解乳癌的相關知識和治療，在賈暢的身上，我看到了一種堅韌而深刻的力量。賈暢是三陰類型的乳癌，在2009 年的時候，其實並沒有那麼多針對性的藥物和治療方法，在經歷了標準的治療之後，她的醫生對她說：「我們已經把在醫療上能夠做的都做完了，剩下的，就看你自己了。」然後說到生存率的時候，醫生說：「在你這裡，醫學上關於統計意義上的生存率其實沒有什麼可說的了，現在於你，只有兩種可能，零或者百分之百。究竟是哪一個，全靠你自己了！」這樣的情況下，她的經歷不再只是冰冷的醫學數據和診斷報告中的數字。從這裡我意識到每一個乳癌患者所經歷的旅程是如此的複雜而深刻，遠超出了我之前的認知。這不僅僅是一場關於身體的戰鬥，更是一場關於靈魂、情感、和自我認同的持久戰。

　　跟著賈暢，我開始在新希望參加一些志願者活動，參加開心俱樂部的一些活動，在這裡，看到一群像她一樣充滿了熱情的開心的人，

每每被感動，被鼓舞，被激勵。所以當賈暢和我提到開心俱樂部三十週年，希望能有一本書來記錄這裡的癌友們的故事和開心俱樂部的精神與傳承的時候，我們想著是為了開心俱樂部三十週年的紀念準備一些材料，我們會把這些材料，收集整理成為一本反映開心俱樂部三十年的一個紀念性的冊子，來展現開心俱樂部的歷史，傳承，我們開心俱樂部的主要精神力量和一些比較有代表性的人，我們如何在一起對抗癌症，相互關心支持，以及我們如何尋找力量，作為癌友一起開心生活。我十分開心能有一個這樣的機會讓我更多瞭解她們，也從她們的故事中汲取生命的熱情與勇氣。隨著訪談的深入，我逐漸意識到，這不僅是讓我和所有讀者深入瞭解癌友生活中的痛苦與希望的窗口，是一個認識和瞭解開心俱樂部這一群充滿生命熱情的女人們的機會，也是一個讓我們看到一個個交織了艱難和勇氣，充滿了熱情和快樂的人，在認識和重建自我的過程中煥發的生命的激情的機會。這樣的激情和生命力，注定照亮每一個面對生命中任何一種挑戰的人，我們每一個人！

《開心俱樂部訪談錄》由此誕生，它是一部充滿生命力的作品。通過訪談中的每一個細節，我開始真正感受到，乳腺癌不僅僅是一個醫學上的挑戰，它更對個人、家庭、甚至整個社會情感和心理有深遠影響。這本書的意義，不止在於為乳腺癌患者提供了一個表達自己心聲的渠道，也不僅在於開心俱樂部的精神和傳承，更在於讓我們每一個人都可以從中學會共情、理解，甚至找到我們自己在面對困難時的力量源泉。

乳腺癌患者的獨特經歷：艱難與勇氣的交織

在訪談的過程中，每位受訪者都毫無保留地向我分享了她們的故事。這些故事里每一個人都必須要面對巨大的挑戰：從最初聽到診斷結果的那一刻，那種幾乎讓世界崩塌的恐懼，到不得不面對一連串的治療、手術、化療、放療，一波接一波的身體打擊，治療中的每一

種不確定性，每一步都在考驗著她們的承受能力。然而，在這痛苦的背後，我也看到了另一種更強大的力量——勇氣。

許多癌友告訴我，確診乳腺癌的瞬間，她們感到生命被撕裂，恐懼、憤怒、不解湧上心頭。但正是在這個時刻，她們的勇氣開始顯現。有些患者決定積極面對手術，盡早接受治療；有些患者則通過與家人、朋友的交流，找到了內心的平靜。無論採取了哪種方式，她們都在尋找自我重建的路徑。她們沒有讓恐懼主導自己的生活，而是用堅韌和勇敢與命運抗爭。

在一位癌友的訪談中，她提到了一個極具象徵意義的畫面：在化療的過程中，她看著自己逐漸掉落的頭髮，原本以為這會是一場無法忍受的打擊，但當頭髮一縷縷地落下時，她卻感到一種意外的解脫。「我感受到自己的脆弱，也感受到自己的堅強。」她說：「我終於明白，外在的改變並不能定義我，真正的我在內心深處，是那個不屈不撓、不會向疾病屈服的自己。」還有的癌友會在預知到會掉頭髮時候，提前就做好了假髮，甚至有的癌友說：「我提前就剃光了頭髮，帶著我的假髮去做化療的。」

家庭、朋友和支持網絡的力量

在這些訪談中，我也感受到家庭和朋友在乳腺癌患者康復之路上所起的關鍵作用。無論是丈夫、孩子、父母，還是朋友、同事，他們的支持和陪伴對於患者來說都是不可或缺的心理支柱。許多患者告訴我，在她們最痛苦的時刻，正是家人和朋友的理解、關心和鼓勵，幫助她們度過了最黑暗的日子。

然而，現實生活中的這樣的支持並非總是順利的。有些患者分享了家人對疾病的誤解或處理不當，尤其是在面對疾病時的情感壓力。比如，一個姊妹提到，她的丈夫在她確診後幾乎陷入了恐慌，無法面對妻子可能會失去生命的事實。這種情感上的斷裂一度讓她感到更加孤立無援，甚至比疾病本身帶來的恐懼更加令人痛苦。

與此同時，許多患者也談到了癌友支持小組在她們康復過程中所起的重要作用。癌友之間的相互理解和支持常常超越了家人和朋友的幫助，因為她們彼此之間有著同樣的經歷，能夠真正理解對方的痛苦和掙扎。這些群體不僅提供了情感上的安慰，還讓患者們在交流經驗時，找到解決治療副作用和心理困擾的方法。「經驗是一盞昏暗的燈，只照亮經過的人。」這也正是開心俱樂部建立的初衷。

自我認同的重建與重新找回生活的意義

在與乳腺癌的鬥爭中，許多患者不僅要面對身體上的改變，還需要面對自我認同的重建。乳腺癌手術，尤其是乳房切除手術，對於女性自我形象和認同帶來巨大的衝擊。身體的變化可能讓她們感到自己失去了原本的身份，甚至影響了她們與家人、伴侶的關係。

一位癌友分享道：「手術後的我，看著鏡子里的自己，感覺完全陌生，彷彿不再是原來的我。我害怕再也不會是原來的那個自己，也害怕我的伴侶無法接受這個新的我。」這使許多乳癌患者在手術後常常感到的困惑和焦慮。「我知道我不可能回到過去的自己了，可是我也不知道這個未來的自己會是什麼樣子，這個未來的自己需要我一點點重新探索和建立起來。」

然而，隨著時間的推移，許多患者開始重新找回自己。她們發現，外在的改變雖然是難以回避的事實，但真正的力量來自內心的接受與成長。通過積極的心理輔導、家人的愛和支持、癌友的鼓勵，患者們逐漸學會重新接納自己，重新定義美和自我價值。正如一位幸存者所說：「我的美麗並沒有因為乳房的失去而消失，它只是從外在轉移到了內心深處。」

此外，許多患者在戰勝乳腺癌的過程中，開始重新思考生命的意義。經歷過生死考驗後，她們更懂得珍惜生活中的每一個細節，重新定義成功和幸福。許多人選擇投身於幫助他人的事業，通過分享自己的故事，為其他患者提供希望和鼓勵。

結 語

　　這本訪談錄不僅是對乳腺癌患者生活的記錄，更是她們在絕望中重生的見證。每一個故事都充滿了生命的力量，向我們展示了人類在面對巨大挑戰時所展現的韌性和勇氣。這些患者不僅是在與疾病抗爭，更是在與自我、社會、命運進行對話。通過她們的故事，我們看到了希望、堅強、愛和重生。

　　作為這本書的採訪者，我深感榮幸能夠走進這些女性的內心世界，聆聽她們的故事。希望每一位讀者在翻閱這些頁面時，能夠感受到這些故事中的力量，並從中汲取到面對自己生活中困境的勇氣。

　　如果您是在閱讀這本書的與癌共存的癌友們，我希望您能在這本書的訪談中找到您自己的影子，因為你們每一個人都已經身體力行地用勇氣，用互助和開心的俱樂部精神在過自己的生活，迎接自己的挑戰，享受自己的快樂！

　　正如在訪談中她們都提到的，如果說這本小冊子能給其他閱讀的讀者帶來什麼意義的話，希望大家能夠在看完這本書以後，堅持做每年的乳癌篩查年檢。開心俱樂部的一個期望就是推動乳癌認知的普及。其實就是一句話：「我得過乳癌，你有沒有去做乳癌篩查？」很多人都覺得自己不會得乳癌，所以會輕視乳癌的早期檢查，其實姊妹們的經歷告訴我們，真的發現，越早治療的效果越好，相對而言對生活的影響就越小，所以如果開心俱樂部能夠提醒和引導看到這本小冊子的女性朋友們記得每年去做乳房檢查，就已經是一件意義重大的事情了，這個能幫到很多人減少很多不可彌補的遺憾。

廖卉平

貳零貳肆年十月於舊金山灣區

目　录

第一章

開心俱樂部

　　開心，是一件幸福的事情，它像一陣清風，輕輕吹散了生活中的陰霾。開心是一種自在的狀態，是無憂無慮、心無旁騖的時刻，它帶來輕鬆與愉悅，讓人內心寧靜而滿足。它不需要刻意追尋，往往在平凡的瞬間悄然綻放。開心，是一個灑脫而輕盈的詞，它沒有沈重的負擔，也不為煩惱所困，是對生活的熱愛與豁達，仿彿陽光灑滿了心靈的每個角落。

　　然而，乳癌，是一個沉重的詞，帶著無法忽視的壓迫感和無數家庭的悲傷。它不僅僅是一個醫學名詞，更是一種生命的考驗，一場身心的戰鬥。當人們聽到「乳腺癌」這三個字時，往往會聯想到疾病、手術、化療，甚至是死亡的陰影。這種病症多發生在女性身上，給無數女性及其家人帶來了難以言喻的痛苦與恐懼。它突如其來，徬彿在平靜的生活中掀起一場風暴，摧毀了原本安定的日子。

　　尤其在 30 年以前，人們對乳癌的瞭解還十分有限。儘管醫學界已經開始關注這一疾病，但公眾的認知相對滯後，許多人對乳腺癌的風險、早期篩查和治療方式缺乏足夠的瞭解。乳腺癌的檢測手段、預防意識和治療技術那時也尚不完善，早期篩查手段普及率低，許多女性因未能及時發現而錯過了最佳治療時機。此外，社會對乳腺癌的討論較為避諱，許多患者因恐懼和羞恥感而隱瞞病情，影響了早期乾預和治療的效果。

　　患上乳癌的女性不僅要面對身體上的劇烈疼痛與變化，還要承受心理上的巨大壓力。疾病的治療過程往往是漫長且充滿挑戰的，手

術的創傷、化療的副作用、脫髮、虛弱、免疫力下降,每一步都充滿了艱難與掙扎。許多癌友還會因此失去部分或全部乳房,這不僅是身體上的損失,更是對自我形象的巨大打擊。她們不得不重新適應自己,重新尋找內心的力量,去面對身體的變化和社會的目光。

在華人範圍內,在絕大多數華人對乳腺癌還沒有太多瞭解,在乳癌意識還沒有全面普及,甚至在乳癌的檢測還沒有像現在這樣普及,大部分乳癌的檢測都出現在較晚的時期,在當時,乳癌是一個沉重得讓絕大多數人都難以承受的詞。

乳癌的陰影不僅籠罩著患者本人,也波及到整個家庭。家人常常在陪伴與照顧中感受到無助與痛苦,他們同樣承受著失去親人的恐懼和對未來的擔憂。每一次治療、每一個檢查結果,都牽動著家人的心弦。無論是丈夫、父母、子女,還是朋友,乳腺癌都讓他們深陷在憂慮與焦灼之中。

開心俱樂部三個創始人之一韓慧英,在回憶起三十年前俱樂部成立當天的時候說:「在我經歷第一次癌症治療的過程中,在我們都感覺到身心俱創的日子里,一九九四年十一月五日,這個溫暖的灣區的秋天,陽光灑滿庭院,空氣中透著一絲微涼卻溫暖的氣息,陽光透過杯沿,茶水在杯中泛起溫暖的金色漣漪,庭院的每一個角落都沐浴在陽光下,樹影斑駁,空氣中漂浮著淡淡的秋葉香。我們十五個人,在這片光與影交織的庭院中,這樣的印記,十分生動。這一天帶來的不僅是我們準備攜手共行,一起抵抗乳癌的堅定,更是表達我們要從容面對困境的決心,生活的從容與自在。這是一個屬於我們的天地,陽光為我們開心的笑容鍍上了希望的光暈。這一天,開心俱樂部在十五位癌友們的支持下,正式成立。不論是「開心」,還是「Joy」,重要的目標是集合乳癌姊妹們的力量,分享抗癌的心路歷程,引起更多癌友的共鳴,彼此支持共勉,一起勇敢地挑戰對抗乳癌。」

在這個大家庭里,不論年齡大小,也不論病情輕重,相同的是,我們都是乳癌患者,毫無選擇地經歷了或者經歷著乳癌的噩夢,我們

有一個共同的目標，就是在抗癌的道路上相互勉勵，相互扶持前進。所以我們十五位先後罹患乳腺癌的姊妹們第一次在我家裡聚在一起，傾吐抗癌旅程中的苦與樂，並且相互安慰鼓勵分享，這時候大家有一個共同的想法，決定成立一個為灣區華人服務共享的乳癌互助組織，大家決定為這個組織起一個快樂的名字，叫做「開心俱樂部」。

從成立的第一天開始，開心俱樂部就是一個乳癌病友的大家庭，在這個大家庭里大家一起分享和學習關於對抗和治療乳癌的知識和資源，一起交流自己的經驗，提供親身體驗過的各種有效的建議和意見，相互支持和輔助，一起學習在對抗癌症的過程中，如何和乳癌共存，如何開心順利度過自己生命的每一天。

大家不僅有一個相似的過去，我們還有一個共同的今天，那就是如何在抗癌康復的道路上互相勉勵、共同前進。我們都清楚地知道，在這個信息時代里，誰掌握了信息，誰就掌握了主動。每次聚會都會有熱心的醫生或專家為我們提供講座。隨著科技的快速發展，不斷有新的藥物和診斷治療方法湧現出來。每一次的更新都給我們帶來極大的鼓勵，抗癌已不再是癌症患者的「專利」，而是整個社會的共同努力。

我們有愛我們的，和我們一起與乳癌抗爭的家人們。我們有的癌友的孩子，自從知道媽媽生病後，每天睡覺前都要說一句「媽媽我愛你！」更有幾次深更半夜，跑去叫醒媽媽說：「媽媽我今天忘了說愛你。」也許這樣的愛聽上去不如小說里的那麼戲劇，但它絕對是細細深深，無處不在。是的，得了癌症是不幸的，抗癌的道路是艱辛的，但有幸的是我們有親人和朋友的愛護與鼓勵。而且，我們的愛並沒有在此終止。在開心俱樂部裡還有一群非常活躍的「邁向康復」（Reach to Recovery）的義工。我們每一位義工都清楚地知道，來自具有共同經歷的癌友的關心對初次被診斷者來說是多麼重要。一通電話一張卡片，就這樣，我們以愛傳愛地把我們的關心送到新病人的心中。

記得有位病人對我說：「我本來真的是很害怕，但你們與我聯繫

以後,我知道了怎樣去尋找信息,如何向醫生提問,特別是知道有這麼多的「同樣的病人」都這麼過來了,我現在已經不那麼害怕了。」是的,如果我們能讓新病人把原來的十分害怕降低到九分或者更低,我們就滿足了,就成功了。有人問我們為什麼要在這麼忙的生活中抽時間去幫助那些素不相識的人?我們的回答也許是:「我們沒有理由不去幫助一個極需要幫助的人!」

開心俱樂部,因為這些沒有理由不去幫助別人的人,這個充滿溫暖和希望的地方,不僅成為一個聚會的場所,更是一個充滿了愛與關懷的大家庭。每一位會員在這裡都可以找到安慰和支持,不再感到孤獨與無助。這個特殊的大家庭凝聚著一群癌症患者、康復者以及他們的家人和朋友,共同面對癌症帶來的挑戰,共同分享生活的喜怒哀樂。除了會員之間的相互支持,開心俱樂部還有一群非常活躍的義工,他們是我們的力量和支柱。作為一名義工,他們不計報酬,只為了幫助更多的人,讓更多的患者感受到關懷和溫暖。他們用自己的經驗和愛心,為新患者提供幫助和支持,讓他們不再感到孤單和恐懼。他們的付出和奉獻是開心俱樂部最寶貴的財富,也是我們共同前進的動力。

在開心俱樂部,我們不僅分享著彼此的痛苦和喜悅,更是互相扶持、鼓勵,讓彼此在困難中感受到溫暖和力量。這個大家庭不僅僅是一個互助組織,更是一座情感的堡壘,一片溫馨的港灣。在這裡,我們不再感到孤獨,因為有彼此相伴;我們不再感到絕望,因為有彼此的支持。相信在未來的日子里,開心俱樂部將繼續發揚光大,為更多的癌友們帶來希望和勇氣,讓我們一起勇敢面對生活中的挑戰,共同走向健康和幸福的未來。

第二章

開心俱樂部的緣起

　　開心俱樂部的緣起，還是要從三位創始人萬致昆，朱彥英和韓慧英開始說起。

　　三位創始人中萬致昆姐姐是最早診斷出乳癌的。在她講述自己患癌經歷的時候，她說：「在 1990 年四月，經過醫生的 Biopsy 檢查，我被確診為乳癌的第二期。我做了乳房切除及拿掉十七個腋下淋巴結，所幸檢查結果是沒有感染擴散。那一年我五十七歲，醫生建議我做六個月的 CMF 化療。那時候治療癌症的藥物沒有現在這麼多，也沒這麼先進，做化療讓我的身體變得十分虛弱，治療的過程很辛苦。記得有一次因做化療產生的副作用，讓我嘔吐得站不起來，整個人躺在廁所地上，那時大女兒在外地上大學，二女兒直到放學回來才發現我全身冰冷地躺在廁所的地上，為此我家大女兒還決定休學半年，以便全心全意照顧我，幫我度過治療的最艱難的一段時間。」

　　當時美國癌症協會的支持幫扶志願者也積極地和乳癌患者聯繫幫助，他們聯繫找到我，當時他們沒有華人組織的中文部門，來探訪的義工都說英文，不是華人。而我在那個時候對於他們所說的那些醫藥方面的詞彙知道得十分有限，那時候也沒有什麼很好的翻譯網站或者軟件，醫生給我的藥物資料我也都是似懂非懂，只能靠自己去找資料瞭解自己的病情和處境。當時我就在想，如果有一個組織，能夠幫助華人癌友在醫學語言，乳癌知識，和資訊咨詢上用中文溝通該有多好呀。

　　從那個時候開始，在和乳癌抗爭的萬致昆就開始盡她所能的做

一些相關的工作，如果聽到朋友得了乳癌，她就會盡力去幫助她們，到醫院探訪，開車接送她們去看醫生做放療化療，以減輕病友及家人的負擔，讓其他的病友不用經歷一些她曾經經歷過的艱難。

在 1992 年初，同樣生活在硅谷的朱彥英在一次意外中撞傷了乳房，當時撞傷的部位腫了起來，幾天之後，隨著疼痛逐漸減輕，腫起來的硬塊不僅沒有慢慢變小，反而變得更大了，她因為不放心去找醫生檢查，經過醫生的檢測確診了乳癌二期。同樣在經歷著乳癌治療的艱難過程中，朱彥英感激地說：「幸好這一路有癌友萬致昆姐姐陪著我，她給我的安撫是我的家人沒法做到的。」

這也是當美國癌症協會當時邀請朱彥英去做組織的義工的時候，她毫不猶豫地就加入了「邁向康復 Road to Recovery」的行動，從 1993 年開始就加入美國癌症協會的義工組織，去幫助其他和她一樣正在和乳癌抗爭的華人姐妹們。在做義工的同時，她也因此接觸到很多和她特別能同心同意，特別合得來的好朋友。這樣人中間有在一起經歷乳癌治療的朋友，也有用自己的抗癌經歷一起通過義工組織為其他癌友提供幫助的愛心者。

在此後不久的 1993 年六月，當時在硅谷政府部門工作的韓慧英也因為偶然的原因確診了乳癌。她在和癌友們交流患病心路歷程的時候說：「我 1993 年罹患乳癌，當時最讓牽掛的是那時還不到五歲的女兒，在死亡的陰影下，噩夢連連，擔心女兒可能成了沒有母親的孤兒，小小年紀就要自己面對人生坎坷。就在憂心無助的時候，美國癌症協會的癌友探訪義工琳達到訪，琳達金髮碧眼，約五十歲，被確診時已經是癌症三期，已經是有十年乳癌年齡的癌友，也還一路平安，也作為美國癌症協會的義工經常探訪癌友，分享自己的抗癌歷程。當時她給了我無限的鼓勵和信心。接著經過朋友的介紹認識了正在化療中的朱彥英和已經做完了全部放療化療過程的萬致昆姐姐，她們的聯袂探訪，更是雪中送炭，我原本對於手術的抉擇，化療放療的步驟一無所知，從她們那裡，清晰地得到多方面的資訊，也得到了

無限的鼓勵和安慰，開始對自己的病情和生命有了信心和希望。」

　　就這樣在一邊和乳癌抗爭，一邊也積極走出自己的病情走向其他乳癌病友，共同扶持一起對抗乳癌的一群人走到了一起，1994 年的秋天，十一月五日，舊金山灣區，十五位先後罹患乳腺癌的姐妹們首次在朱彥英家裡聚在一起，傾吐抗癌旅程中的苦與樂，並且相互安慰鼓勵分享，這時候大家有一個共同的想法，決定成立一個為灣區華人服務共享的乳癌互助組織，大家決定為這個組織起一個快樂的名字，叫做「開心俱樂部」。

　　在開心俱樂部，最年長的癌友要算是當時接近 65 歲的郎思新，大家都親切稱她「郎媽媽」或者「郎阿姨」。在分享乳癌心路的時候，她說：「1985 年我 55 歲。有一天午睡時，我發現右乳房旁邊有一個像綠豆大小的硬塊，觸碰它會滾動但不痛也不癢，那時不以為意，每隔兩三天就擦點萬金油或是百花膏之類的藥品，但一個月後仍未見消失，硬塊也升級成黃豆般的大小，卻不會滾動了。這個硬塊的變化讓我直覺聯想到平時報章雜誌、電視新聞上報導的惡性腫瘤，才開始擔心了起來。在那一年之前，我被診斷出有甲狀腺亢進症，身體狀況虛弱，多說話還會喘氣不止，因為這樣我很猶豫是否要去醫院做檢查。後來是當來探望我的朋友們苦口婆心地勸我，身體若有異狀還是要去看醫生。兩個月後硬塊明顯地又變大了，於是我下定決心去找外科醫生做檢查。檢查結果，證實是惡性腫瘤第二期。醫生就建議我將右邊的乳房整個切除，但我一時間還沒有接受手術的心理準備。」

　　一個月後有位朋友來探訪，她問如果癌細胞一直在你的身體里沒有清除，或許會讓妳的情況更糟糕，到時候該怎麼辦呢？她的疑問也促使我去正視這個想逃避、會害怕的問題，最後我鼓起勇氣接受了手術。手術後一個星期，我連續做了維持半年一共十二次的化療。整個化療結束後，體重也只剩下三十五公斤左右。雖然之前對自己沒信心可以承受做化療的挑戰，但我沒有一次間斷，之後持續復診了三年才停止看醫生。

　　在化療的過程之中，有一天在教會的會報上看到王陳美枝女士得了乳癌的消息，於是我打了電話過去慰問她，她告訴我她與邱慈艾女士正在籌備成立美國防癌協會的加州華人分會，希望我可以答應加入當義工的行列。於是我就在籌備階段時期幫忙整理資料、接聽電話，後來我到了南灣資訊中心當了一年左右的義工，因為年齡大了，現在就當後補義工。在此過程中，我很高興能夠幫助其他同樣是乳癌患者的癌友們。

　　謝謝王陳美枝女士的遺愛，以及邱慈艾女士的孝心行動，成立了防癌協會加州華人分會，以及韓慧英女士不輕言放棄成立了「開心俱樂部」，還有在我接受化療時，帶食物給我、照顧我很多癌友和教會姐妹們。感謝無數充滿愛心、善心、熱心的人士，因為您們的付出，使得我們乳癌患者得到了關懷和幫助，同時也要鼓勵乳癌患者們，面對癌變，彼此要互相勉勵和鼓舞，我們都是生命的勇者。」

　　從這個俱樂部成立的第一天開始，開心俱樂部就是一個乳癌朋友的大家庭，在這個大家庭里這一群有愛的勇敢的生命鬥士們，大家一起分享和學習關於對抗和治療乳癌的知識和資源，一起交流自己的經驗，提供親身體驗過的各種有效的建議和意見，相互支持和輔助，一起學習在對抗癌症的過程中，如何和乳癌共存，如何開心順利度過自己生命的每一天。正如郎媽媽所說，來到開心俱樂部的每一位癌友，都是生活的勇者，也是善良的充滿愛心的大家庭的一員！

　　開心俱樂部如同一座溫暖的港灣，守護著那些在乳腺癌困境中航行的女性，為她們提供著無盡的力量與希望。在這個群體中，每一個人都彼此扶持，像一根根緊緊相扣的紐帶，將所有的痛苦與不安化作堅韌與勇敢。這裡的每個成員都是一束光，在黑暗中互相照亮。

　　她們共同經歷了病痛的洗禮，卻從未被擊倒，反而在彼此的陪伴與鼓勵下，變得更加堅強。這不僅僅是一個面對疾病的癌友的俱樂部，它更是一個充滿愛的家園。無論是面對治療的艱辛，還是身體與心靈的挑戰，每一位癌友都懂得，彼此的支持如同陽光，能讓寒冷的

日子變得溫暖。

　　開心俱樂部為參加者提供的不只是醫療和信息支持，更多的是一種無形的力量——一種不放棄的信念。她們用溫暖的手握緊彼此的手，用深情的眼神告訴對方：「我們一起走下去，任何困境都無法阻擋我們的腳步。」在這個共同的旅程中，她們不僅是抗癌的戰士，更是生命的見證者、彼此的守護者。

　　每一個在乳腺癌困境中堅持下來的女性，都是她們的榮耀。這個組織讓她們明白，即使面臨著病魔的挑戰，也依然可以擁有尊嚴、勇氣和希望。而這種共同扶持的力量，是無價的，也是無法被摧毀的！

第三章

開心俱樂部的傳承

　　和開心俱樂部成立息息相關的一件事，就是三十年前，在加州，乳癌信息對華人來說還有一些隔膜，主要是語言和文化上的差異。

　　美國癌症協會在加州的本地組織，有很多關於乳癌資訊普及，以及幫扶乳癌患者的服務。但是對華人來說，在從英文到中文的翻譯還需要人工的時代，在資訊信息還沒有谷歌來普及的時候，在互聯網還沒有深入到我們生活的每一個毛孔的時候，華人獲取乳癌相關的資訊還有很多局限，尤其是語言上的障礙，生活習慣和文化傳統上的隔膜。所以，在這樣的情況下，有一個專門為華人服務的乳癌群體，對正在和乳癌病患抗爭中的癌友以及這些關心和輔助這些癌友的家人朋友們都是一個極大的幫助。

　　在開心俱樂部成立對的同一段時間，就是在同一年的同一個月，1994 年 11 月 15 日，美國癌症協會加州華人分會也剛剛成立了。生活在加州舊金山灣區佛利蒙市的華人婦女陳王美枝，在罹患癌症後，與好友邱慈艾女士，募得一百多萬美元，交給美國癌症協會，用於癌症的預防、研究和治療，並且發起成立美國癌症協會加州華人分會。從那之後，這個分會成為美國癌症協會一個出色的分會，為加州華人癌友提供很多通過美國癌症協會提供的扶助和服務，其中包括通過募捐為美國癌症協會提供更多以華人為基礎的關於癌症的預防、研究和治療。

　　開心俱樂部和美國癌症協會加州華人分會的共同之處在於，都是在這裡為癌友們分享和學習關於對抗和治療乳癌的知識和資源，

一起交流自己的經驗，提供親身體驗過的各種有效的建議和意見，相互支持和輔助，一起學習在對抗癌症的過程中，如何和乳癌共存，如何開心順利度過自己生命的每一天。所以在天時地利人和的情況下，開心俱樂部和美國癌症協會加州華人分會搭上了橋梁之後，在協會的大力支持下，有聲有色地展開了一系列的活動：互動聚餐，容光煥（換）發，美容講座，健康咨詢，野外踏青，並成立了在美國癌症協會指導下的「邁向康復」探訪團。隨著參加俱樂部的癌友增加，這個志願乳癌義工探訪團，一旦協會有乳癌的華人新患者來電尋找幫助，就會根據檔案資料，選擇背景，年齡，病情，治療方式接近的義工，做電話或者家庭探訪，並根據需要，做長期的電話追蹤和輔助。

與美國癌症協會加州華人分會不同的是，開心俱樂部，不是一個普通的研究或者衛生組織，她更像一群志同道合的乳癌癌友們組成的一個愛的大家庭，在這個快樂到大家庭里，勇氣，互助，和開心就是這個大家庭的基因。

勇　氣

開心俱樂部乳癌年齡最長的郎思新媽媽就說：「我們每一個人都是生命的勇者！」作為癌症患者，要和乳癌做長期的鬥爭，需要的勇氣不僅僅是面對艱難的狀況百出的治療過程，還要時刻面對未來的人生必須「與癌共存」的這個現實，以及由乳癌治療而出現的一個新的自己的身體和心理，這個調整過程也是艱難的；更需要勇氣的是，每一個癌友都時刻面對這「還會重來嗎」或者「何時重來」的焦慮和擔心，這些艱難就是開心俱樂部「勇氣」基因的土壤。

在談到自己治療過程時，郎思新媽媽說：「乳房切除手術後一個星期，我連續做了維持半年一共十二次的化療。第一次做完化療我就嘔吐了，覺得頭很昏沈，化療做到第三、四次我的頭髮就掉得很多，於是我戴上了帽子，每次摘下帽子，裡面都是掉落的頭髮，到了第十

次，頭頂上只剩下幾根頭髮了，整個化療結束後，體重也只剩下三十五公斤左右。雖然之前對自己沒信心可以承受做化療的過程，但我沒有一次間斷，每次驗白血球數字總在三千至三千三之間，還能繼續打下一針，終於我把整個療程給走完了。」

在開心俱樂部，我們看到的是每一個癌友都有自己在與乳癌抗爭過程中的艱難，對某些人治療有效的對另一些人不一定有同樣的效果，而且因為個人身體狀況的差異，每一次治療當中都會有各種各樣需要解決和調整的問題。

在談到這方面時，癌友陳慧明分享說：「1994，那年我四十七歲，有次在洗澡時摸到乳房有硬塊。在醫生幫我開刀，將我胸部旁的腫瘤拿掉的同時，並取出十七個淋巴作檢驗後，證實我得了乳癌，是第三期，有十個淋巴受到感染。醫生原本幫我安排六次的化療，但我實際只做了四次的化療。因為在一次化療過程中，一位護士發現我的臉和眼睛的顏色變得很黃，醫生懷疑我的肝臟有問題，於是決定暫時停止化療，先解決肝臟的問題。這才發現我患有肝炎，我的肝臟受不了強烈的化療藥物。醫生為我的肝臟，連續打了二十八天的針，打完後我的身體狀況仍是非常的差，醫生決定停止一切進一步的癌症治療。」

癌症治療過程中放化療的反應，癌友關君分享說：「我以為自己這一次也會像上一次那樣輕鬆過關，於是專門把放療時間安排在週五，這樣結束之後我還可以和家人去享受下午餐，誰知道在餐廳里就吐得一塌糊塗地倒在了餐廳。」開心俱樂部的創始人之一朱彥英也分享她也曾經因為治療的副作用而倒在家裡的衛生間，直到女兒放學回來才被發現的經歷。

開心俱樂部的會長賈暢，也曾經多次分享說，放化療的副作用，那種疼痛，「有時候真覺得實在不如就這樣結束了就算了，如果不是念著還有母親和小女兒，真的不知道自己還能不能堅持。」

在開心俱樂部的癌友分享會上，大家曾經討論過一個問題，最疼痛的時間在什麼時間？癌友們大部分都說是在夜深人靜的時候，越

晚越難熬，渾身的疼痛，極度的睡眠障礙，真的難以用語言來形容。

張瑞霞癌友曾經在和大家見面時，流著眼淚說：「從生病到現在五年，我做了四次手術，四十八次放療，一百二十多次化療，現在還要繼續每三周固定去做化療，不知道何時才能停止？」

就是在這樣的疼痛和艱難中，開心俱樂部的每一個癌友們都依然積極面對生活，尋找治療癌症，調整自己生活和心理的更好的狀態，要以堅定的狀態面對生活中的各種挑戰和困難。

關君在分享她自己的乳癌治療歷程的時候說：「我在和醫生商討治療方案的時候，一個最大的目標就是「存活率」，有利於提高存活率的方案，不管多麼痛苦多麼艱難，就是我的選擇。」

互 助

在灣區某醫院，一名四十多歲的乳癌病人被推進手術室時，旁邊沒有愛人的陪同，與她相愛多年的丈夫在她最需要的時候離開了她。

這是一個悲慘的故事，但是這樣的故事就發生在我們周圍，這也不是一個唯一的故事。所以，相比這樣的故事，開心俱樂部的姐妹們就幸運很多，在抗癌的道路上，一路走來，並肩而行，同舟共濟。「人是很能適應環境的，病了一場，反而更能清楚地領悟到人生的真諦，更能以一顆感恩的心去關懷身邊的人和物，珍惜所擁有的每一個片刻。」開心俱樂部就是這樣一群領略人生真諦的人，把自己的善意和感恩傳遞給周圍像她們一樣有需要，也一樣能直面生命難題的癌友們。這樣一個有愛的大家庭，才能成為一群志同道合的癌友們心靈的港灣。

作為開心俱樂部的創始人之一的韓慧英說：「我們不論年紀大小，病情輕重，我們都毫無選擇地經歷乳癌的噩夢，那麼在這裡，我們就有了一個共同的目標，那就是如何抗癌的道路上互相勉勵互相扶持著共同前進。」她因為在乳癌確診指出，得到了美國癌症協會探

訪義工琳達的鼓勵，看到了生活的勇氣和希望，同時有在因此經朋友介紹結識和同樣在做義工的萬致昆和朱彥英，所以三人決定和其他她們認識的華人癌友一起，通過定期聚會，交流抗癌經歷，分享抗癌心得的，調整心態更好面對與癌共存的生活，有時俱樂部的姐妹們會說」彼此真的是共同走過人生幽谷的「生死之交」。的確，從確定癌症的驚恐，手術和放療化療的辛苦，以及長期心理生理的復健，均漫長而痛苦，我們和家人們的徬徨憂慮在所難免，到家共同的感觸就是希望在困難處境中能有一些外來的援手。所以，從開心俱樂部成立的第一天起，有愛互助就是大家的一個共同行為準則。

在和被稱為「開心俱樂部的靈魂人物」的沈悅姐姐聚會時，她對我們說：「在對抗癌症的過程中，心裡有他人，有世界，日子會比較好過一些。」沈悅女生是開心俱樂部的核心成員之一，也是最積極的義工之一，俱樂部的創始人和以前的負責人韓慧英曾經開玩笑說「我對俱樂部主要貢獻之一就是招募到了沈悅加入俱樂部。」

開心俱樂部成立不久，很快在加州華人分會的支持下，在俱樂部裡組織大家加入「邁向復健」的癌友探訪小組，大家經過美國癌症協會的培訓，結伴去探訪病友，給新病友鼓勵，給復發者安慰，用自己的親身體驗給在困難中掙扎的癌友們伸出援助的手。

同樣是開心俱樂部成員，後來也曾經擔任俱樂部負責人的劉淑明博士說：「癌症給我另一個層面，就是當我開始和別人分享的時候，它是讓我更加強大對面面對癌症，比如在開心俱樂部大家一起，每一個人都可以變得更加強大。」在確診癌症開始治療之後，她就開始在開心俱樂部做義工，她利用自己的專業背景，通過自己的親身體驗，創立了《笑談癌症》系列講座，到現在為止，《笑談癌症》已經做了十多年了，參加的也有幾十萬人了。她現在還是新希望華人癌症基金會的董事會成員。

同時她還積極組織其他講座攬括了癌症的預防，檢測，治療的各個方面，這樣的講座，一直到現在，還在繼續，雖然，劉淑明告訴我

們，她癌症復發已經蔓延，可是，現在距離當時醫生告訴她只有不到一年時間，已經有五年過去了。

同樣在開心俱樂部擔任負責人多年的賈暢，從雷諾搬到灣區之後，也很快加入和開心俱樂部的義工一族，和俱樂部裡很多資深的「邁向復健」義工一起，探訪新病友，安慰在抗癌過程中遇到種種苦難和挑戰的癌友，在癌友們需要幫助去做治療接送看醫生的時候，她也會和有關的義工人員協調，而且在疫情期間組織了線上的藝術繪畫課程，讓在疫情期間無法線下活動的癌友們一起通過繪畫手工的方式得到內心的安撫。

當我們和關君在一起時，關君說：「看到一個和我有同樣病情的人，經歷過了我現在正在經歷的這些，還能這麼熱情開朗的在我身邊和我分享她的生活，這對我來說，彷彿是一種福音，給我帶來極大的信心和希望。」

開心俱樂部的每一次聚會，都是一個空前的分享會，在這裡，大家可以安心地分享自己治療期間遇到的各種困難和疑問，比如藥物的副作用問題，比如如何對待頭髮，哪裡有比較合適的假髮，比如哪些飲食對乳癌病人比較友好等等。癌友們也會分享自己各種其他癌症應對方法嘗試和效果，有時候對和醫生商量治療方法也會有一些疑問，除了語言上的，還有關於治療方法等，讓有親身經歷的人用母語給對手術和治療，或者藥物一無所知的癌友一些基本知識，這樣的幫助在生理上心理上都是一種依靠。

開 心

開心俱樂部還是一個歡充滿歡樂的大家庭。俱樂部一般每年有幾次大的聚會，每次聚會上總是笑聲不斷。有一位一點不懂中文的朋友在參加了我們的聚會後說：「儘管我不知道你們在講什麼，在笑什麼，但你們的笑聲是那麼美，那麼具有感染力。真的很難相信，在座

15

的都會經是癌症患者。」是的，這些笑聲之所以那麼美，那麼富有感染力：是因為這樣的笑是哭過之後的笑，是伴著勇氣的笑。

在開心俱樂部的聚會上，除了分享癌友們的抗癌經歷和體驗之外，更多的是分享生活中的開心快樂，比如我們會舉行卡拉 OK 演唱會，一時之間似乎每位姐妹都成了歌唱家；都是那麼美麗，那麼年輕。或者我們會有美味佳餚大獎賽，每位姐妹都使出渾身解數帶來最拿手的健康菜餚，似乎都是廚師科班出身，真的難以評估最佳名次。我們還會組織大家一起去郊遊踏青，去寧靜的山林做戶外瑜伽和野餐，或者到 Filoli 花園去看那裡春天的百花齊放。每逢節日聚會，更是有各種豐富多彩的節目，有專科醫生的講座，有魔術師的精彩表演，還有業餘畫家「處女作」的即席表演，癌友們的手工藝術品的展出和拍賣，我們也會為癌友的康復者祝壽，每一位五年或十年以上的「老壽星」都發表了簡短的講話，儘管有些「語無倫次」，卻真的是發自肺腑的告訴我們她們走過來的康復的今天，就是我們這些後來者的明天。這樣開心的信心傳遞，給每一個癌友們鼓舞和激勵。

在開心俱樂部，每一個癌友們都能夠收到鼓勵去開心做自己愛做的事情，來調整自己的面對癌症挑戰的心態。

開心俱樂部成立後，曾經舉行了一次名叫「依舊健康美麗」的聖誕特別聚會，在這次聚會上，有十多位癌友打扮美麗上台走秀，並聆聽幽默作家吳玲瑤演講，在聚會中，開心俱樂部的姐妹們表示，「我們因病結緣，我們作為乳癌生存者，追求的目標，是生存，更是要健康美麗的生存，在得過一場重病之後，學醫在往後的人生的‧每一天，努力把握當下，讓每一個今天都留下美好的回憶。所以，我們只有在生活的方方面面，要注意營養的均衡，保持愉快的心情，有適當的運動，充分的休息，才能抵抗疾病，保持健康美麗，活出真實的更美好的自己。」

當時的會長陳素嬌帶領 10 多位癌友，裝扮美麗，自信大方地走在伸展台上開心展現癌友們「依舊健康美麗」的一面。

2014 年代，時年 85 歲的郎媽媽還出版了自己的文集，在文集的自我介紹中她說：「自幼多病又生在動亂時代，的確有些不同境遇，這些一直埋在心裡，也少思往，今已老，能記有限。其實，有九十者比我記憶還好，可能我得過「梅尼爾症」。看多文字或用腦過多，暈眩常有，再加上癌症打過化療，記憶更不如前。先不知何故，與癌友交往，她們常說化學腦袋記憶不行，原來受化學藥物影響，記憶會減退。有機會寫些往事，留些回憶真好，免得越老越忘。心動已久，想到文筆差，又要書寫幾十篇，不敢妄想，視為夢，每閱報每心動，難捨這好機會，終於耐不住放膽做夢，寫！」在文集中，郎媽媽用自己的筆寫下了一生中各種美好的感受，展現了自己開心健康追求自我的力量。」

開心俱樂部有很多充滿了幽默感的美麗女生，她們因為自己病情，有時自稱這個團體叫「少奶奶」團。曾經擔任負責人的劉淑明博士有一次畫了一張畢加索風格的畫送給創始人之一韓慧英，畫里參差鋪陳幾張女性的容顏，色澤嬌艷笑容美麗，她說這樣希望開心俱樂部的姐妹們，能夠和俱樂部成立起，就一直要美麗嬌艷，要鼓勵大家一起美美地開心地過好未來的每一天，不管面對什麼樣的狀況，在這個開心的大家庭里，保持開心的狀態。

俱樂部的靈魂人物沈悅，更是把「開心」融入到了生活的每一個角落。我們聽到楊雪鴻給我們講述關於沈悅家裡第二個兒子在家裡開「化療派對」的故事時都深深被她在困難中保持開朗快樂心境的態度打動。楊雪鴻說沈悅在做完手術之後，需要做化療。在化療之前，她家二兒子就把朋友們都約到家裡，開了一個「化療派對」，也是一次開心快樂的聚會，不過在聚會中，他向朋友們解釋由於化療期間白血球下降，免疫力低下，因此不得不杜絕訪客以免感染。連有一次沈悅的丈夫從外地出差回家流鼻涕，都被這個兒子勒令到酒店去住幾天等感冒症狀消失了才能回家。這樣的開心描述，正是開心俱樂部的追求。熱愛藝術舞台和劇本編寫的沈悅，還通過各種漫畫，寫作，以

及社交媒體的方式，推廣抗癌經歷分享，推動乳癌的早期檢驗的經驗。其中，她和開心俱樂部的成員，包括創始人韓慧英，曾經的負責人陳素嬌一起編制的小短劇《孫子療法》在油管上播出，劇中談到如果長輩能夠好好活著，將來不但可以看到孫子，還可以看到曾孫，這是很愉快的事情，以此來激勵女性長輩去看醫生，做檢查，保持健康生活下去的意願，所以稱之為「孫子療法」。短片雖然不長，但是結合了沈悅多年的抗癌和防癌的宣傳經驗，將她在做探訪義工期間探訪過的上百位癌友的問題和心結歸納和濃縮，以婦女私下聊天的趣味問題，引起大家的興趣，促進大家積極進行早期乳癌篩查和防治。

固然，在開心俱樂部，這樣一個癌友的群裡，令人心痛和唏噓的事情是不可避免的，尤其是在俱樂部成立的早期，那時候乳癌的早期篩查和防治還不像現在這麼普及，那時候的治療方法也不像現在這麼豐富，創始人韓慧英曾經說：「乳癌就好像爆米花在鍋裡，保不准哪一天哪一顆玉米花就又爆開了，癌的成因，醫學上還不是那麼清楚，但是，就我們探訪義工這麼多年的感覺，發現精神壓力和癌，不免有相關性。可見，開心太重要了。」有一次她指著一張 2000 年開心俱樂部癌友聚餐的照片說，這上面九位癌友，只有一位現在還在。想到這些一起經歷患難的好姐妹，心裡不免低潮，但是，無論如何，還是要以「開心」的心態，「感恩扎實地過好每一天」！

新希望

2013 年新希望華人癌症基金會成立之後，開心俱樂部的大部分義工開始積極參與到基金會的各種義工活動，把開心俱樂部基因裡的勇氣，互助開心的精神，傳達給在新希望華人癌症基金會接受到服務的病友和他們的家人。直到現在，在新希望基金會提供服務的每一個項目上，不論是關懷熱線，還是教育講座，或者社區推廣活動，癌友康復活動，以及各種輔助癌友的交通服務和愛心餐服務，源自美國

18

癌症協會的探訪活動，到處都有開心俱樂部的義工們開心而忙碌的身影和聲音。曾經的俱樂部負責人，現在新希望基金會的理事會成員劉淑明博士的「乳癌知多少」線上講座也還在一直繼續，通過這些志願者活動，傳遞著開心俱樂部一直以來勇氣，互助和開心的宗旨。

　　直面乳癌病痛的勇氣，溫暖的愛與互助，以及要開心面對「與癌共存」的生命態度，深深嵌入了這個俱樂部的基因中。每一個成員都以無畏的姿態面對乳腺癌的挑戰，將個人的痛苦轉化為集體的力量。在這裡，勇敢不僅是應對病魔的姿態，更是迎接生活每一個不確定的勇氣；堅定是她們心中不滅的信念，支撐著她們克服所有困難。愛是她們共同的語言，無論是在言語還是行動中流露，互助則是她們實踐的承諾，確保每一個成員都不被孤單的黑暗吞噬。這些精神的融合，讓俱樂部成為了一個充滿溫暖與力量的共同體。

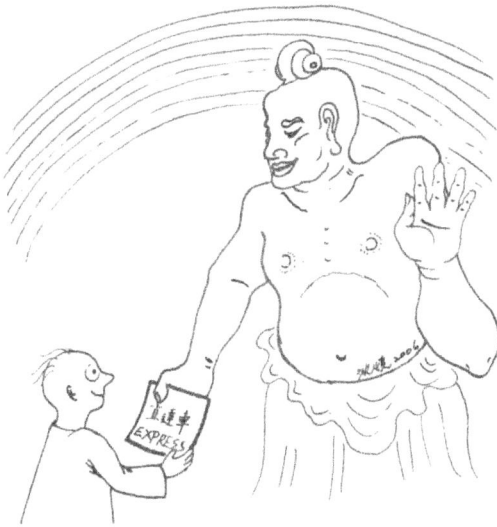

門神：＂你在人間得了癌症，就等於受過上刀山（手術），下油鍋（電療），萬毒攻心（化療）的苦。這是直達到極樂世界的通行証。＂

Gatekeeper: "Here, no need for you to experience anymore suffering after experiencing cancer. This is an express ticket to the World of Immense Happiness."

19

第四章

與乳癌的戰鬥

　　和乳腺癌的戰鬥是一個長期的過程，這不僅僅體現在身體上的治療，更深植於心理和情感的層面。乳腺癌的診斷往往來得突然，帶著巨大的衝擊力，讓患者和家屬措手不及。從最初的發現異常、確診，到制定治療方案，整個過程彷彿一場馬拉松，而每一步都充滿了不確定性和挑戰。

　　手術可能只是第一步，緊接著是化療、放療，甚至可能還需要長期的靶向治療或激素治療。每一種治療都帶來身體上的痛苦和副作用，化療可能導致噁心、嘔吐、脫髮，放療則可能引發皮膚灼傷、疲勞，而長期的藥物治療更是讓患者不得不面對持續的身體不適和免疫力下降。即使在治療結束後，患者仍需定期復查，監測病情是否復發。這種長期的戰鬥讓患者時刻處於心理緊繃的狀態，任何身體上的微小變化都會引發新的擔憂。

　　然而，戰鬥不僅僅局限在身體上，更是對心靈的考驗。乳腺癌不僅改變了患者的外表，尤其是乳房切除術，還可能會對自我認同和情感生活帶來了巨大的衝擊。患者需要學會重新接納自己，重新建立與周圍人的關係。整個過程中，心理的復原與重建同樣重要，焦慮、抑鬱、孤獨感都是許多患者在治療後不得不面對的情緒。

　　因此，和乳腺癌的戰鬥不僅是與病魔的抗爭，更是一場持久的身心修復。這個過程漫長而艱辛，但這樣的漫長過程中，許多癌友逐漸找到了堅韌與力量，迎接與癌共存的新生活。

　　開心俱樂部最年長的成員郎思新阿姨在 1985 年，時年 55 歲時

被確診為乳癌，她生前在和癌友分享自己和乳癌抗爭的時候回憶說，
「第一次做完化療我就嘔吐了，覺得頭很昏沈，化療做到第三、四次
我的頭髮就掉得很多，於是我戴上了帽子，每次摘下帽子，裡面都是
掉落的頭髮，到了第十次，頭頂上只剩下幾根頭髮了，整個化療結束
後，體重也只剩下三十五公斤左右。雖然之前對自己沒信心可以承受
做化療的過程，但我沒有一次間斷，每次驗白血球數字總在三千至三
千三之間，還能繼續打下一針，終於我把整個療程給走完了。過了不
久，我的頭髮也逐漸地長出，似乎比之前還要茂盛，之後持續復診了
三年才停止看醫生。」

　　開心俱樂部的張瑞霞女士，在罹患乳癌 5 年之後，在開心俱樂
部聚會上和癌友們分享自己患癌和治療經歷的時候說「我在 2003 年
11 月年檢時，醫生發現左乳外側有一小硬塊，經過多方化驗確診是
乳癌第一期，沒有擴散，經過四次化療和三十三次放療，終於告了一
個段落。我以為全好了，癌症不會再找上我了。我開心地計劃要開美
容美髮美甲店，因為我已考取了執照。計劃著美好的未來。沒想到在
2004 年的 8 月，有次在上樓梯的時候，突然覺得氣喘，而且莫名地
乾咳，我覺得非常不對勁。於是找醫生做檢查，結果報告說我的癌細
胞已經散布到全身了，從腦部、兩個肺、淋巴系統、肝臟還有骨頭，
我被宣佈為癌症末期。原本只是單純的乳癌，在治療後，醫生們也覺
得我的情況很穩定，當時自己也覺得很欣慰沒想到癌細胞竟然又復
發了，而且擴散到了全身。後來我轉到 Stanford 醫院去，我問醫生癌
症末期的病人可以活多久？醫生沒有給我一個數字，但是他說三年
前他碰到一個病人，也是癌症末期，而且還是推著輪椅進來的，而我
是用走的進來，但那位病人現在還活得很好。這個例子似乎也讓我看
到了一絲的曙光。」

　　在講到她在這樣的狀況下對抗乳癌時候，她說：「在我接受治療
時，積極地配合醫生治療，不管有多痛，我都忍受，只為一個字要
「活」下去，為疼愛我的丈夫、為我年邁的母親、為我的兒女，以及

為所有關心我的朋友。在治療過程中，如果問癌友最疼痛的時間是在何時？我想大多數癌友會說是在夜深人靜的時候，越晚越難熬，渾身的疼痛，極度的睡眠障礙，真的難以用言詞來形容。」

開心俱樂部的另一位創始人朱彥英在訪談中分享在治療乳癌中的困難時對我們說：「那個時候在做治療，我們用的藥，紅紅的，又叫「小紅莓」，是要放在冰箱里的，在準備治療的過程中，護士會讓我們坐在一個舒服的椅子上，用厚厚的毛毯裹著我們，剛開始不覺得，可是這麼長的針管，剛從冰箱里拿出來的藥，一點點慢慢注入到右手臂里，這樣的過程一般需要一個多小時，這樣的治療其實對身體的傷害還是很嚴重的，那個時候真的覺得寒徹心扉。現在的治療如果能夠不用這種方法，一般也盡量不用了，可是在那個時候這是標準的治療方法，我們只有這個方法。因為每一次打針之前和之後都要驗血，以保證治療的安全，我記得一針下來，我的白血球就不到一千了。所以打完針以後渾身都是軟的。幸好有一個經歷過這個過程的人陪著我，能夠幫我準備好要出現的問題，可是後來她送我回到家裡以後，我自己去衛生間，我打開了抽風機，聲音比較大，孩子在自己房間里，所以也沒有人能聽到我的動靜，就這樣我就暈倒在衛生間里了。後來直到我妹妹吃完飯和我媽媽一起到我家裡來看我，在我的房間里沒有找到我，才在衛生間里發現昏倒了的我。」

可是在提到新的治療方法來阻止白血球快速下降的時候，她提到了「升白針」可以減少像她這樣的情況出現。和我們在一起做訪談的開心俱樂部會長賈暢說：「我用了升白針，可是那是我所有治療中最疼的一種針。」

在乳癌的治療過程中，因為病情不同，身體狀態不同，甚至醫療進步和醫療思維改變帶來的治療方式不同，癌友走過的路儘管各有不同，但同樣的都受過苦難，能好好存活下來的意志力都轉化成再生的力量，不管前面的路多辛苦多漫長，我想我們共同的願望是把握有限的時間精力，生命的長短不在我們的掌控中，但是我們有共同勇氣

去面對這些困難，讓我們的每一天都有新的意義。開心俱樂部的另一位創始人萬致昆姐姐，在她同大家分享自己的乳癌治療經歷的時候就提到，她治療前曾經有過兩次瀕臨死亡的經歷。她的第一次昏迷是1990年四月，經過醫生為我做的 Biopsy 檢查，我被宣判是乳癌第二期。我做了乳房切除及拿掉十七個腋下的淋巴結，所幸檢驗都沒有感染擴散。那年我五十歲，醫生建議我做六個月的 CMF 化療。十九年前治癌的藥物沒有現在這麼進步，做化療讓我的身體變得很虛弱，治療的過程很辛苦。記得有一次因做化療產生的副作用，讓我嘔吐得站不起來，整個人躺在廁所地上，那時大女兒在外城上大學，二女兒放學回來後發現我全身冰冷地躺在廁所地上。

　　她提到第二次昏倒的過程時是這樣說的：「在 2001 年四月，我在搭乘聯合航空去台灣的飛機上昏倒了，因為這個事故，飛機差點要轉往日本東京降落，為了讓我在當地的醫院治療，幸好機上有位護士小姐一路上照顧我，使我能夠順利抵達台北。飛機一降落後，我就直接被送往榮總醫院急診室，當時出血很多，經過驗血後血紅素只有4.6（正常應該是 11.7~15.7），榮總的醫生也很驚訝地表示血紅素4.6 還能夠活著？後來診斷是十二指腸潰瘍，而我竟然對自己的身體忽略、沒意識到嚴重性。在大量的輸血後，我在病床上躺了一個星期，然後才再飛回美國。」

　　在和癌症做鬥爭的過程中，接受治療時身體上的苦難只是一個側面。還有很多每個人各不相同的苦難和挑戰，比如有的癌友對某些藥物和治療方式特別敏感，因而會有很多各不相同的副作用的表現。再或者因為身體的原因，有時候一種看上去卓有成效的藥物，實際上會造成身體無法承受的傷害，以至於不得不減緩治療的步驟甚至停止治療。

　　在 2022 年發現乳癌的癌友王玉蘭在分享中說，她兩年以前檢查出結腸癌，完成了結腸癌的治療兩年之後，發現了原發性的乳癌，又一次經歷了手術。現在還在放療的過程中，可是放療要吃的藥物對她

來說副作用十分強大，基本上已經讓她無法承受，雖然也找醫生換過幾次藥物，可是基本上的反應也都差不多，現在不得已就停了藥物。現在就等下一次的化療看看情況再決定怎麼辦。

「乳癌年齡」已經接近 20 年的開心俱樂部會員葉菲菲在分享她自己的抗癌經歷的時候說：「2004 年我做了活檢，我的活檢報告宣告我罹患了乳癌，因為懷孕荷爾蒙刺激的影響；所以腫瘤長得比較大，有五公分。當時找了腫瘤科的醫生看了情況後：醫生建議我先做化療，將腫塊縮小，因為腫塊長得位置靠近胸腔壁，怕手術切除得不夠乾淨，於是我就先做了四次的化療。方式是 TAC（Taxol, Adriamyein, Cytoxcin），三種一起做。做完前兩次的化療，我的腫瘤縮小了近 1/3，後兩次的化療腫瘤縮小的效果就不那麼明顯了。接著就做了乳房全切除的手術，所以單從腫瘤的大小而言，我算是乳癌的第二期，沒有發現淋巴轉移。手術後再做了兩次的化療以及五個星期的放射治療。到了 2005 年，我用的是荷爾蒙治療，吃的是 Tamoxifen，打 zoladex 關閉卵巢的功能，這期間身體覺得疲勞，我以為是因為自己生活比較繁忙，所以比較勞累的關係，但不幸的是在一年之後，斷層掃描發現癌細胞轉移到肝臟，有一個 3.5 公分大的腫塊。後來見過幾位醫生和考慮不同的方案，最後我參加了 Stanford 的一個臨床實驗，它的好處是用藥量不大，但次數比較多，每個星期打一次，每做三次是一個循環，我做了三次循環後效果就比較明顯，我的腫塊一直有在縮小，大約縮小了 1/3。當時我所做的是臨床實驗第三期的治療，這個藥術在動物身上是有效果的，但還不確切知道在人體上效果為何，所以我的用藥劑量也不斷地跟著調整。接受這個治療是有風險，但是對於新藥而言，如果成功的話，對其他乳癌患者來說也是一種很大的幫助。在我做了六個月的治療後，雖然腫瘤沒有再變小，但是狀況都控制得不錯，我覺得接受這個治療一方面也是對自己治療的鞏固，另外一方面也是對醫療的幫助，所以這個臨床實驗我參加了一年。在停止臨床實驗的治療後，我又再度服用 Tamoxifen 治療，但這種治療法在我身

上失敗過一次，所以我對它信心不大。所以和醫生商量後我就換吃 Arimidex，在這期間我還做過基因檢查，發現有一個基因不確定是不是與乳癌有直接相關，醫生建議我把卵巢切除，把分泌荷爾蒙的源頭給去掉，增加一層保險。因此我需要每四個月做一次身體檢查。」

也有一個近年罹患乳癌的姊妹，第一次參開心俱樂部活動，在癌友分享會上說，自己在 2021 年底做完手術之後，一直有淋巴水腫，所以右手都只能靠繃帶綁住，已經兩年多了，也不能拿任何東西，而且還一直擔心復發。不過在分享會上，她看到許多比她病況更嚴重的癌友，她們的乳癌年齡都有 20 多年甚至 30 多年，她頓時覺得看到了希望，對自己對抗乳癌這門功課有了更多的信心。

乳癌手術和治療也並非總是一帆風順，一次手術後，可能因為其他原因而需要再次接受另一次或者更多次的手術。手術失敗的原因可能包括切除範圍不足、未能完全清除癌細胞、術後感染或併發症等。這種情況下，不僅要再次面對手術帶來的身體創傷，還要承受心理上的巨大壓力，尤其是在情感上，往往伴隨著對未來的不安和恐懼。反復手術對患者的身心都是一場考驗，但這也是與乳腺癌鬥爭過程中可能出現的現實挑戰。

有二十多年乳癌年齡的楊雪鴻，在訪談中提到自己在手術中的幾番折騰。她說：「我的檢查結果是乳癌第二到第三期，而且是浸潤性的。醫生跟我說的治療方案就是如果我做全部切除的話，我可以只做放療不用做化療。後來在朋友的建議下我到斯坦福的腫瘤中心去咨詢一下，他們給出的治療方案是可以局部切除。我在局部切除之後，醫生發現局部手術清除的效果並不太好，醫生說我還是需要再做第二次手術。剛開始我還是在美國癌症協會的英語互助小組，後來才知道有開心俱樂部這個中文的互助小組，我參加活動的時候聽到其他癌友分享說第二次手術很成功，於是還是聽從醫生的建議做了第二次手術，沒想到第二次手術出來效果還是不成功。最後的治療方案，其實也沒有其他選擇，只能做全乳切除了。我當時還不到 41 歲。」

因此，和乳腺癌的戰鬥不僅是與病魔的抗爭，更是一場持久的身心修復。這個過程漫長而艱辛，而且，即使這樣的艱難，也有可能到最後，所有的現有治療手段都已用盡，醫生也無能為力的時候。到現在已經有超過 10 年乳癌年齡的賈暢，在 28 多歲時候確診了三陰性乳癌第二期，經歷了手術，放療和化療，之後因為三陰乳癌的特性，同時又極具侵略性，所以醫生無奈地對她說，「現在能幫助你治療的辦法，我們都已經完成了，剩下的路，就靠你自己了。」她說那個時候的無力感，沒有經歷過的人是很難理解的。

在這場和乳癌對抗的鬥爭中，並不是每一個人都有機會成為勝利的那一方的。在斯坦福的醫院裡，我們也看到即將進入臨終關懷的 Tiffany 如何對我們娓娓道來，講述她如何為自己選擇骨灰盒的圖案和葬禮上的照片，一邊還給我們展示她的兩個孩子。她還說，雖然醫生說她還有最後一個星期，可是她希望自己還能夠多熬幾天，因為馬上就是聖誕節，而她兒子的五歲生日，就在聖誕節之後的第三天，她希望能最後再陪自己的兒子過一個生日。也許命運在這個時候聽到了她的祈求，她終於能夠陪兩個孩子過完了那個聖誕節和新生日，新年之後在家人朋友的陪伴下闔上了眼睛。

開心俱樂部，這個充滿溫暖和希望的地方，我們遇到的，瞭解的每一個癌友都是這樣堅定與乳癌戰鬥和共存的。她們不約而同都有一樣的看法，那就是：「不管為什麼，既然來了，就要面對，因為生活還要繼續，所以，積極面對，該幹什麼就幹什麼，其實是最簡單直接的。」這個特殊的大家庭凝聚著這樣一群乳癌患者、康復者以及他們的家人和朋友，共同面對癌症帶來的挑戰，共同分享生活的喜怒哀樂。也是在這樣的大家庭裡，許多癌友們找到了堅韌與力量，迎接與癌共存的新生活。

第五章

攜手歡笑，相擁流淚

在和乳癌抗爭的過程中，沒有一個癌友是能夠單打獨鬥而贏得勝利的，這個過程，需要醫護人員的合作，需要癌友的家庭成員的理解，支持和包容，同時有屬於癌友們自己的像開心俱樂部這樣的組織也是不可或缺的。

強有力的家庭支持對乳癌癌友起著至關重要的作用。家人的關心、陪伴和鼓勵能夠讓她們在身體和心理的雙重挑戰中獲得堅實的依靠。無論是陪伴前往醫院、協助度過手術後的恢復期，還是在化療期間提供生活上的幫助，家人的支持能夠大大減輕乳癌帶來的恐懼和焦慮。同時，家人的情感支持也有助於患者保持積極的心態，增強面對病痛的勇氣。

一直在做乳癌科普教育講座的開心俱樂部的一個核心成員劉淑明博士在談到她的家人的支持時說：「有時候在這個過程中家人的支持和安慰讓我很感動。我因為知道要做化療會掉頭髮，就提前把頭髮都剪掉了，記得我在我家後院剃光了頭髮，我讓我先生幫我拿一個鏡子來看看，想一想沒有了頭髮肯定不會好看，結果我先生說，「鏡子有什麼可照的，這樣沒有頭髮比長了頭髮更好看。」你明明知道這是一個謊言，但是，當時還是很感動。理工科的男生，他們不會說什麼好聽的話，可是，在這個時候，他們是真心實意地希望你能夠好受一些，更開心一些。「他知道我肯定受不了沒有頭髮，但是他也意識到要用這樣的善良的話語來安慰我。」

在開心俱樂部裡被大家稱之為「靈魂人物」的沈悅姐姐談到她家

兒子為自己去治療而辦的「化療派對」時說，在做完手術之後，需要做化療。在化療之前，她家二兒子就把朋友們都約到家裡，開了一個「化療派對」，這也是一次開心快樂的聚會，不過在聚會中，他向朋友們解釋由於母親化療期間白血球下降，免疫力低下，因此不得不杜絕訪客以免感染。連有一次沈悅的丈夫從外地出差回家流鼻涕，都被這個兒子勒令到酒店去住幾天等感冒症狀消失了才能回家。

開心俱樂部的創始人之一萬致昆姐姐談到家人的幫助和支持的時候，說：「記得有一次因做化療產生的副作用，讓我嘔吐得站不起來，整個人躺在廁所地上，那時大女兒在外城上大學，二女兒放學回來後發現我全身冰冷地躺在廁所地上，於是大女兒就決定全職來照顧我，她為了我休學了半年，以便能夠在家全心全意地照顧我。」

曾經作為開心俱樂部的負責人的梁勳人在提到家人和孩子對她的支持的生活說：「記得我手術那一天，我家孩子那時候正在學打鼓，他在我手術那天還搞了一個打鼓的籌款活動，從我一大早去做手術開始打鼓，一直打到我的手術結束醒過來，我手術多長時間他就打多長時間。然後在油管上播放，那一次打鼓時間好像超過了 24 小時，然後聽眾可以在油管上點播，他就根據點播的音樂來打鼓，最後籌集的善款就捐給了美國癌症協會。他用這樣的方式來告訴我他在我的身邊陪著我，我也能瞭解他們表達愛的方式。」

在我們的訪談中，楊雪鴻在和我們說起支持她的家人時，忍不住掉下了眼淚。她說：「我十分感激我的先生，在我的整個治療過程中他都一直陪伴著我，每一次去看醫生他都陪著我，他會給我解釋醫生怎麼講的，我們的選擇有什麼。每一次的手術方案我們都一起商量做的決定。其實我的治療過程也是他的一個學習過程，所以我們兩個人相當於一起面對一起經歷整個治療的過程。也是在這樣的共同面對這個乳癌的過程中，我們更加瞭解了彼此。如果沒有愛在其中的話，就會有很多矛盾產生，真的就是經歷這樣的過程，讓我更加感受到來自先生的愛。而且因為我的家庭就在身邊，在我生病治療的過程中，

28

我的妹妹實際上是接過了我家裡的家務負擔，幫我照顧孩子，管理家務這些事情都是她在幫我。我的親人在身邊，真的十分給力。」

韓慧英在訪談中向我們講述她媽媽幫助她的時候說：「我很幸運生病之後，我的媽媽就來陪我治病，她們幫助我照顧我的女兒。我記得我第一次生病，那時候都以為自己會死的時候，我十分感激我的媽媽，記得我給她跪下給她磕頭，說：「感謝媽媽的照顧，如果真的到了我要離開的時候，還要請媽媽幫我照顧好我的女兒。」

開心俱樂部以前的負責人，兩個孩子的媽媽梁動人說到先生在治療期間的支持時提到一個例子，她說：「我老公是一個工程師，我知道他對我很好，我在手術的時候，大概手術時間比較長，有六七個小時，對他來說那幾個小時估計是特別難以煎熬的，因為你不知道手術當時情況如何，也不知道手術以後的報告里會有些什麼，這樣的煎熬，對一個典型的特別務實而且對我又特別好的工程師來說，我真的不知道他怎麼熬下來的。我記得我手術醒過來之後，我床頭有很大一束很漂亮的花，大概那也是他排解焦慮的一種方式吧，那時我們在倫敦，他從醫院走到了溫布爾頓附近的花店去買了一大束花然後又走回來。」

然而，除了家庭支持，癌友之間的相互幫助和鼓勵也是不可忽視的重要力量。一個能夠像開心俱樂部這樣同心同行的癌友組織，往往提供了更為獨特的支持。開心俱樂部的癌友們都親身經歷過相似的診斷、治療和康復過程，因此在彼此的交流中能夠產生深刻的共鳴和理解。這種相互理解，讓患者們不再感到自己孤身一人面對疾病。

在開心俱樂部，癌友們相互鼓勵、分享經歷對我們的康復與心理支持有著重要的意義。這種分享不僅能夠幫助減輕內心的孤獨感，還能讓我們從他人的經歷中獲得勇氣和希望。

乳癌的確診和治療過程往往伴隨著巨大的情感衝擊。無論是手術的創傷、化療的副作用，還是對未來的焦慮，在治療過程中常常會感到無助和孤立。加入開心俱樂部舉辦的各種聚會或者各種活動，大

家能夠與經歷相似的人建立聯繫，分享自己的恐懼、困惑和應對方式。這種溝通讓我們意識到，自己並不是唯一面對這些困難的人，從而減輕了情緒上的壓力。

開心俱樂部，就是幾個創始人在最初尋找有共同經歷的朋友抱團取暖的結果。創始人之一韓慧英在回顧當時的情況時說：「我確診乳癌之後就開始在生活中比較注意是不是也有人得乳癌的。這樣我就知道了朱彥英，她當時正理了一個大光頭，然後她的互助支持人是萬姐姐，然後她倆就結伴過來看我。但是我看到她的光頭，馬上就哭了，當時一想到自己化療之後會光頭，都想不到頭髮還會長出來的，就以為會一直光頭了，很難過。

然後她倆來了，我們就一起交流化療的一些感受，如何治療，如何健康飲食這樣的話題，交流之後我更加放心了，好像看到自己回到了可以正常生活的路途了。然後我們就想，我們是不是可以搞一個我們華人自己的小群體，大家都是癌友，可以多一些這樣的交流，鼓舞像我這樣有需要的人。於是我們三人就開始行動，去探訪周圍和我們一樣的人，最早我們找到了周圍差不多十五個人吧。然後我們決定成立我們的癌友小群體。」

有一個 2020 年在疫情期間發現乳癌的癌友，在開心俱樂部的分享會上留著眼淚和大家說，她以前是一個醫生，飲食健康也愛好運動社交活躍，以前都是自己以醫生的角度來勸告自己的病人如何面對疾病，如何克服疾病，可是當自己被診斷出乳癌，經歷手術，接受放療和化療之後，真的不知道該如何告訴自己去面對。雖然也能堅持做完治療，但是治療之後自己卻一直不能調整過來，就是不能理解乳癌這樣的事情為什麼會發生在自己身上。在開心俱樂部裡和大家分享，看到很多和自己有共同經歷的人，也逐漸能夠解開心結，面對「與乳癌共存」的生活。

也有一個在 2021 年發現乳癌的癌友，在第一次參開心俱樂部活動時在癌友分享會上說自己 2021 年底做完手術之後，一直有淋巴水

腫，所以右手都只能靠繃帶綁住，已經兩年多了，也不能拿任何東西，而且還一直擔心復發。分享會上看到很多比她病況更嚴重的癌友的乳癌年齡都有 20 多年甚至 30 多年，她頓時覺得看到了希望，對自己對抗乳癌有了更多的信心。

梁動人在訪談中提到開心俱樂部的時候說：「我後來加入參加開心俱樂部的活動，就有更多的機會和癌友們一起，姐妹們即使每一個的身體狀況和疾病狀況會有很多不一樣的，我們可能沒有辦法給出專業的醫療方面的建議，但是心理的部分，其實都是類似的，每一個人在每一個階段的擔心，關於自己和家人，關於每一個階段如何應對，關於「為什麼是我」「下一步怎麼辦」或「未來會如何」這樣的擔心其實都是相通的。所以有這些經歷的人分享的經驗，一定會帶來很多力量。這樣的陪伴，這樣活生生的例子，真的是很大的安慰和鼓舞，讓人感到對未來的信心，感覺到自己不是孤單的。」

她提到在開心俱樂部的聚會時說：「我最記得開心俱樂部每次聚會的時候，郎媽媽那時都 80 多歲了，每次聚會都會穿得特別漂亮，然後會很開心地對大家說：太好了，你們看我又多活了一年了。那樣的時刻，真是鼓舞人心，讓人感到溫暖的，會自然地想，看看別人也在做到了的，我們也都可做到。這種榜樣的力量，是開心俱樂部一個不可替代的意義。」

癌友間的相互鼓勵能夠帶來心理上的支持，提升我們的與癌症對抗的意志。許多人在得知他人也經歷了同樣的治療痛苦，並且成功康復後，會更加堅定面對治療的決心。看到同樣經歷過乳癌的病友重新過上正常的生活，能夠為她們帶來強烈的希望感。相互分享戰鬥的經歷，使我們不再僅僅看到自己的病痛，而能更樂觀地展望未來，充滿信心地面對乳癌的治療，也更加堅定對未來生活的信心。

關君在訪談中說到賈暢作為義工和癌友和她見面時說：「很感謝賈暢那個時候和我分享她的治療經歷和體驗，那時候我才知道她的乳癌類型是三陰，也就是說在當時的靶向治療其實是沒有藥物能夠

起作用的,所以治療到了一定的階段,醫生跟她說,醫生能做到治療方式已經全部用完了,剩下的路,要靠她自己去探索了。所以在這樣沒有指引的抗癌路上,中藥,氣功,各種各樣的能想到的方法,她也只能自己去一一嘗試,也沒有一個可以預見的效果。所以,有了這樣的榜樣在身邊,看到她能夠如此健康開心地生活,我覺得我的治療中這些困難還是可以忍受,還是可以接受我自己的這些狀況的。因為我們的最終目的就是一個存活率,如果這樣的調整和短期的困難,這些藥物產生的傷害和副作用,如果能夠讓我起到長期的更好的效果,我覺得還是值得的。」

乳癌年齡已經有 29 年的倪慧麗也在提到開心俱樂部的時候說:「從 1995 年參加開心俱樂部,就是忠實會員之一,感謝每一任負責人的用心安排,讓大家能定期在一起分享抗癌經驗,也互相學習和幫助。每一次看到病友也在鼓勵自己,這麼多年還能夠生存下來,是很不容易的,也更加珍惜自己。」

每一次開心俱樂部的聚會,總是以大家自己介紹自己的乳癌經歷開始,大家分享自己的乳癌年齡,有剛發現幾個月甚至幾個星期的,也有與癌共存三十多年的老朋友,大家分享自己的治療過程,自己治療中的經驗,體會和教訓,也分享各種新的治療方法和對自己對新的治療方法的身體反應,同時也分享困難和煎熬,當幸福被分享,彷彿變成了很多份幸福大家可以共同快樂;當痛苦和煎熬可以分享,彷彿就被攤薄很多,好像有人一起,這些痛苦和煎熬也沒有那麼難以渡過了。

分享經驗還可以幫助癌友們更好地理解和應對治療過程中的種種挑戰。每個人的病情、治療反應和康復過程都不盡相同,但分享自己的經歷、治療心得和應對方法,能夠為他人提供有價值的建議。例如,某位患者可能找到了一些應對化療副作用的有效方法,另一位患者則可能分享如何面對心理壓力的技巧。通過這種經驗分享,患者們不僅獲得了信息上的幫助,還感受到集體的力量。

　　開心俱樂部的癌友們聚集在這個溫暖的大家庭裡，通過相互鼓勵和分享經歷，建立了深厚的支持網絡。這種集體力量幫助大家共同面對疾病的挑戰，在心理和情感上獲得了巨大的支持。這不僅有助於康復，還讓癌友們在這場長期的戰鬥中不再感到孤單。

　　在開心俱樂部，如果有人突然嚎啕大哭，沒有人會覺得希奇古怪，因為我們每個人都理解這哭聲後面的故事：也許是剛剛得到癌症診斷，也許是為化療後脫落的秀髮，也許是因為明天將去醫院復診而心情緊張。同樣，如果有人突然暢懷大笑，也沒有人會覺得古怪希奇，因為我們也能理解這笑聲後面的故事：也許是剛剛結束了化療，也許是昨天的復查結果正常，也許是五年的康復生日即將來臨…。

　　大家不僅有一個相似的過去，我們還有一個共同的今天，那就是如何在抗癌康復的道路上互相勉勵、共同前進。我們都清楚地知道，在這個信息時代裡，誰掌握了信息，誰就掌握了主動。每次聚會都會有熱心的醫生或專家為我們提供講座。隨著科技的快速發展，不斷有新的藥物和診斷治療方法湧現出來。每一次的更新都給我們帶來極大的鼓勵，抗癌已不再是癌症患者的「專利」，而是整個社會的共同努力。

　　是的，得了癌症是不幸的，抗癌的道路是艱辛的，但有幸的是我們有親人和朋友的愛護與鼓勵。而且，我們的愛並沒有在此終止。在開心俱樂部裡還有一群非常活躍的「邁向康復」（Reach to Recovery）的義工。我們每一位義工都清楚地知道，來自具有共同經歷的癌友的關心對初次被診斷者來說是多麼重要。一通電話一張卡片，就這樣，我們以愛傳愛地把我們的關心送到新病人的心中。記得有位病人對我說：「我本來真的是很害怕，但你們與我聯繫以後，我知道了怎樣去尋找信息，如何向醫生提問，特別是知道有這麼多的「同病人」都這麼過來了，我現在已經不那麼害怕了。」是的，如果我們能讓新病人原來的十分害怕降低到九分或者更低，我們就滿足了，就成功了。有人問我們為什麼要在這麼忙的生活中抽時間去幫助那些素不相識

的人？我們的回答也許是：「我們沒有理由不去幫助一個極需要幫助的人！」

開心俱樂部，這個充滿溫暖和希望的地方，不僅是一個聚會的場所，更是一個充滿了愛與關懷的大家庭。每一位會員在這裡都可以找到安慰和支持，不再感到孤獨與無助。這個特殊的大家庭凝聚著一群癌症患者、康復者以及他們的家人和朋友，共同面對癌症帶來的挑戰，共同分享生活的喜怒哀樂。

在開心俱樂部裡，每一聲哭泣都不會被視作獨立的哭聲，而是一種共鳴，一種理解。因為在這裡，每個人都有著自己的痛苦和掙扎，每個人都曾經歷過癌症帶來的種種困難和煎熬。當有人嚎啕大哭時，其他人會主動走上前去，輕輕地拍拍他們的肩膀，用溫暖的話語安慰他們，告訴他們不要害怕，因為他們不是孤單的。

同樣，每一聲歡笑也都不是孤立的歡笑，而是一種共享，一種慶幸。因為在這裡，每個人都明白生命中的每一個微笑都是一種勝利，都是對癌症的最好抗議。當有人暢懷大笑時，其他人會跟著笑，分享他們的快樂，因為他們知道，每一個笑聲都是對生活的最好致敬。

開心俱樂部不僅是一個地方，更是一種精神的象徵。在這裡，我們不僅能夠互相慰藉，更能夠共同成長。每一次聚會都是一個學習和成長的機會，我們可以借此瞭解最新的醫療進展，分享自己的治療經驗，互相鼓勵，共同進步。在這個信息時代，知識就是力量，而在開心俱樂部，我們共同分享著這份力量，相互支持，共同面對未知的挑戰。我們不僅分享著彼此的痛苦和喜悅，更是互相扶持、鼓勵，讓彼此在困難中感受到溫暖和力量。這個大家庭不僅僅是一個互助組織，更是一座情感的堡壘，一片溫馨的港灣。在這裡，我們不再感到孤獨，因為有彼此相伴；我們不再感到絕望，因為有彼此的支持。相信在未來的日子里，開心俱樂部將繼續發揚光大，為更多的癌友們帶來希望和勇氣，讓我們一起勇敢面對生活中的挑戰，共同走向健康和幸福的未來。

第六章

開心是生活的妙方

　　「開心是生活的妙方」，這句話是開心俱樂部的靈魂人物沈悅大姐的一句名言。不論我們身處何種狀況，開心是一天，不開心也是一天，開心與否日子都要往前走，何不開心面對生活？

　　開心對於普通人來說至關重要，對於乳腺癌的幸存者來說更是如此。每個人都渴望幸福和愉悅，尤其是在經歷了乳腺癌這種重大疾病的磨難之後，開心生活顯得尤為珍貴。癌友們在身體上經歷了巨大的考驗，心理上也承受了巨大的壓力，因此康復後的生活不僅要關注健康和病情的復發，更要盡力恢復正常生活的樂趣和活力，甚至要比之前更需要一個開心有趣的生活來調整和平衡「與癌共存」的日子。

　　韓慧英在訪談中很多次提到自己在乳癌治療中嚴重失眠，並且伴有抑鬱症，這樣的狀況並不少見，在這樣的煎熬中，她說，「那時候我嘗試著學會把焦點從自己的病情上轉移，就和開心俱樂部的大家一起天天去做探訪呀，去開心俱樂部去幫助接電話啊安排各種活動什麼的，而且也鼓勵我探訪的其他癌友去積極參加開心俱樂部的事情。然後發現自己在心情積極的情況下幫助別人，上天自有安排的。我自己做了開心俱樂部的會長七年，然後還有很多其他的熟悉的癌友和志工一起積極在這裡幫助和探訪，我們在一起大家其實很開心，也能夠一起工作。在這一路，也是有很多離開的朋友，所以，心情和運動，健康的飲食生活習慣，對自己的病情還是有影響的。」

　　開心並不是一件容易的事情。對普通人來說，生活中的壓力、工作中的挑戰以及人際關係的複雜性，都可能讓快樂變得難以維持。而

對於乳腺癌患者或幸存者來說，開心更是一個充滿挑戰的目標。在與病魔抗爭的過程中，身體的痛苦、治療的副作用、對未來的不確定性，都會讓患者感到壓抑和焦慮。即使在康復之後，內心的創傷仍然可能存在，情緒的波動也依舊難以避免。

創始人之一，開心俱樂部最早接受美國癌症學會「邁向康復」義工培訓項目的朱彥英在談到她自己如何保持一個開心的狀態並且去幫助其他癌友時說：「要真正感受到開心，首先需要做到內心的自洽，即與自己和解，接納生命中的不完美和不確定性。其次，豐富的生活體驗也有助於讓人感到快樂，不論是重新找到生活的節奏，還是培養新的興趣愛好，都能幫助患者或幸存者走出陰霾，重新擁抱生活。而最重要的是，幫助他人往往會帶來巨大的滿足感和快樂。無論是分享自己的經歷，還是支持同樣經歷過乳腺癌的人，助人為樂的行為常常能讓乳癌患者和幸存者從中找到真正的樂趣與意義。」

在和開心俱樂部的姐妹們交流面對乳癌如何才能有個開心樂觀的心態的時候，一個特別統一的反饋，就是大家都在嘗試著減少對自己病情的過度關注，而把自己的注意力從對病情的恐懼和不安中解救出來。轉移注意力的方法很多，有的癌友，在治療過程中就開始重新回到自己的工作崗位。

關君在訪談中就說到自己這樣的做法：「剛開始兩個月，除了治療，我基本就在家裡呆著面對治療，我一點點感受到自己身體變得更虛弱，頭髮也特別明顯地掉了，我挺難面對的，我都開始幻想如果我沒了，我家先生會娶一個什麼樣的妻子，她會如何照顧我的孩子們。而且那一段時間經常呆在家裡，看到電視或者手機上看到什麼相關的內容，就會自然聯想到自己，所以我就沒法看那些電視里有人生病的情節，如果任何有人有癌症的時候，我就覺得自己都要崩潰了。我覺得自己這樣都快不行了。還是要找一點兒事情，於是我就去找了我的經理，我因為需要化療，每三週一次，所以我和經理商量每三個星期休息一周，這樣我化療的那周我會適當休息，然後接下來兩周就去

公司做一些力所能及的工作，然後這樣把自己從個人病情過度關注中拔出來。當然這是我的個人情況，因為好像除了工作和家庭，我也沒有什麼其他的業餘愛好或者覺得自己除了工作和家庭之外一定要做的事情，如果有個人愛好或者自己的理想，去做那些事情也許更好，可是在我的狀況，我覺得能得到經理和同事的理解，回到自己的工作崗位，還是給我很大的幫助的。」

重新開始原來的工作，這樣工作佔據了我的大部分時間，大量減少了我用來胡思亂想的時間，同事和經理也能夠對我足夠理解和包容，所以也沒有給我更大的壓力。所以我開始這樣上班，讓我感覺我還可以像一個正常人一樣生活，這樣的習慣也增加了我對未來的希望。患病之後接觸的人大部分是醫護人員和病友，所以重新回到工作環境，也讓我更多的接觸一些其他的人群，更多回到一個正常的普通人的生活，而不是一個病人的狀態。

其實對我來說，我是一個軟件工程師，寫程序實際上是一個讓我清醒和平靜的事情，好像沉浸在寫程序改代碼的時候，我的精力幾乎全部放在程序代碼的邏輯中。全心投入到代碼邏輯中去思考，是一個讓我在生病時從焦慮和恐懼中擺脫的一個很好的方式。這種感覺對我來說就是一種對疾病的逃離。有時候到公司去一趟，遇到很多沒有生病的健康的人，討論一些除了癌症和治療之外的話題，有時更多讓我還能感覺自己還是一個正常的人，這樣還可以更多給我一些能量能夠更好的應對接下來的治療。

開心俱樂部的沈悅大姐經常說：「在對抗癌症的過程中，心裡有他人，有世界，日子會比較好過一些。」很多癌友們也真是在這樣一種心態中走上了各種義工的崗位，加入俱樂部的義工小組，為癌友們提供各種自己力所能及的幫助。

除了在個人時間的安排上開始轉移自己的注意力，另一個經常聽到的姐妹開始關注的就是對乳癌的知識的瞭解，包括瞭解和學習乳癌的誘因，乳癌的治療，以及各種新的治療方法，藥物，以及新的

輔助性療法，甚至需要關注的飲食，運動等相關的信息。

癌友倪慧麗提到：「因為生病時有義工來家裡探訪，給了我很多鼓勵，而且我自己也開始看一些相關的書，有一本名為《Breast Book》的書，作者是 Susan Love 博士，她用平易近人的方式敘述乳癌的來源以及如何治療。這本書讓我在試著瞭解我的手術醫生以及病理醫生的報告時有很多幫助。當你不瞭解疾病的時候，心裡就會很恐懼，但當你具有相關疾病的知識的時候，就不會那麼害怕了。我們好多人都要求醫生為我們做有關乳癌遺傳基因的檢測，很高興自己並沒有乳癌遺傳基因。」

也有的癌友通過新的宗教內容的學習，來重新關照自己的内心，這樣一方面能夠轉移自己對病情的關注，同時又讓自己獲得在靈性的提升。楊雪鴻在訪談中提到：「當時有癌友和我交流比較多，然後她說最近她有朋友帶她去參加一些講佛法的學習班，她覺得人家講的還挺有道理的，問我要不要去聽一聽，我也就參加了。因為那是一個討論班，討論的也都是生活中的事情，所以那時 2006 年，一直到現在，我都在這個團體里，一起學習佛法，一起改變自己的屬靈的追求。那個學習到的原則就會指引我走到一個比較有規矩的更好的路。然後那個學習會給我一個反饋，讓我檢查我自己是不是在做更合適的事情，是不是在做更好的自己。這個學習班的內容，對我還是十分指導意義的。其實佛法的指引一直都在，關鍵是我們自己能不能看到，能不能在知道了之後還能夠把它一點點地運用到生活之中。所以佛法講究：存乎一心」。

關於如何與癌共存，保持開心，建立良好的生活品質，沈悅在自己的文章《生活的品質——不知「死」焉知「生」》中用了很大的篇幅來勸告癌友們如何才能開心面對生活；「她說第一點是要給自己和家人一份安心的禮物。」

我想大家都見過或聽過有些病人一病下來就自封為皇帝或皇后，一家人的生活、飲食以及談話的話題全都要以他及他的病情為中

心，不管物質條件再好，護理多麼周全，他還是不停的埋怨。家屬要每天「愛心、關心大親賽」，結果自己和全家人都過沒有品質的生活，怪不得有人說「久病床前無孝子」了。然而有些病人只要那一天是睡覺睡到自然醒，一睜開眼全身上下沒有疼痛，呼吸不困難，吃東西有胃口，扶著揚杖可以走，看看日曆很高興的說：「真好，今天不用去醫院」那就感到是個生活品質蠻不錯的一天。若是有親友來訪，自己匆匆換件衣服，梳個頭，女士們塗上個口紅出來見客，也許能一起外出走走，甚至看個電影、打個小牌就是很有生活品質的一天。如果還有力氣和老伴拌個嘴，看電視上的政治人物不順眼還可以罵幾句，那簡直不就是和一般人的生活品質一樣好了嗎？這種病人就不會把身邊的人一個個都嚇跑。

每個病人不論是否有宗教信仰，對死亡總免不了有恐懼，只是多與少的稍許不同，但這種恐懼遠不及害怕病到未期身體受折磨。處於一個無法治癒，沒可能復原的狀況，全身上下插滿了氧氣管、餵食管、導尿管，不能和親人溝通，拖累家人，自己也過得毫無尊嚴。真是求生不能，求死不獲准，經年累月在辛苦的日子里煎熬。心裡直羨慕那得了心臟病的人走得灑脫。為了避免如此痛苦，最好我們在理智清醒的時候，簽下一份「醫療照顧事前指示（Advance Health Care Direction）」，即選擇自然善終（Allow a Natural Death）及願意接受安寧療護（Hospice Care）的意願書。這是給家人設的一個榜樣，也是一份給自己和家人安心的禮物。好了，正如一個作家寫故事，他把故事的結尾已經想好了，就可以慢慢寫內容。如今談完了如何安排「死」的方式，就可以談死之前怎麼「活」了。有些病人已經知道自己只有幾個月可活。但多數人壽命的長短是個未知數，只有把身體交給醫生，把生命交給老天爺，自己要在剩餘的日子里「快活的活」，「好好的活」「有品質的活」。生命的長度不操在我們手中，但它的寬度是我們可以掌控的。

她強調第二點是要堅定地認識到，我是「值得」的。

39

在這裡先講幾個美國病人的小故事。有一位七十多歲的義工，她常去拜訪新患乳癌的病友，當有一次她採訪的對象，一位八十歲的老太太提出想做乳房重建，問這位義工對重建的方法熟不熟悉時，這位心直口快的義工就說「唉喲，我們這把年紀，乳房割了就割了，還做乳房重建給誰看啊？」結果那八十歲的老太太很生氣，把義工攆了出門，臨關門時喊著「給我自己看，不行嗎？」另外在美國八十多歲的老人換一口合咀的假牙，甚至植牙也大有人在，因為品嘗食物的美味是人生最後放棄的一個享受。在市面上也有看到把老人常用的放大鏡做成一種套在脖子上的美麗鍊子，雨傘兼作拐杖以掩飾老態，這種也是英國早有的設計。一個人在乎自己的形象、儀容，就是表示自己是「值得」的，別人也就不敢對你太馬虎。我們中國人的觀點就不太一樣，常常覺得老了，又有病，什麼都將就算了。年輕時勞碌，到了年老也還是沒對自己好一點。在此我勸大家，只要經濟許可該善待自己，牙齒整好，不要只三餐喝流質。助聽器裝好，小孫輩們的笑言笑語別錯過。老花眼鏡配好，YouTube、FaceBook、email 樣樣要通，件件都得曉。在我們有限的人生裡不要自活，有一天好日子就過一天，因為誰知道有沒有下輩子？

在提到第三點是「工作到倒下，玩樂到趴下」時她說：「記得當年在香港，我們的家庭醫生的太太是位英區人，同時也是位精乾的藥劑師，平日都在診所負責配藥，動作迅速，絲毫不會錯。後來這位太太得了癌症，接受治療。」

而我們每次去診所，她仍然在那裡孜孜不停的做她平每日做的事，生活規律盡量維持，據說她一直做到倒地不起。有人批評她的丈夫，為何太太病得如此，還不停診，陪太太過點休閒日子？但那醫生說「這是他太太的選擇，她自己是個醫療人員，對生老病死已司空見慣，她一直維持正常生活反而日子容易過」。又說到美國前總統 Bill Clinton 的母親的例子，在她兒子仍任總統時患了末期癌症，在全世界她最愛去的地方是 Las Vegas，所以她選擇去那裡一直拉吃角子老

虎，拉到昏倒在賭場。

這種用「工作」來度過餘生的，真是很令人敬佩。至於用「吃喝玩樂」來填滿所剩無多的日子，這對一些年長的病人，又有何不可？玩得開心時連止痛的麻醉藥都可以少打一些。

她還通過「The Last Lecture」（最後的演講）的作者 Randy Pausch 的例子來強調如何把有限的生命推到極致，找到自己生命的精彩。她寫道：

四十七歲正值壯年的他本是在 Carnegie Mellon 深受學生愛戴的教授，但不到一年前被診斷得了末期的胰臟癌。他生命最後幾個月的安排是，一方面把妻小的住處搬到離家很近的地方，一方面不放過在學校議了一生精彩的最後的演講，這個演講上了 YouTube，有千萬人上網分享到他的人生哲學，他以絲毫沒有自憐的口吻勸學生要追尋及實現兒時的夢想，也要為別人圓夢。全篇中他不提他如何抗癌，也不提死亡，只熱情的談「人生」。

由於這場演講造成轟動，促使他有心要出書，那時他和妻子就為這事掙扎，因為他若為了寫書，一定會制奪與家人寥寥無幾的共處時間，但最後他的妻子支持他完成這創作，因為這也等於是為他那三個仍然幼年，對父親還沒有太多記憶的孩子們寫的。書中有一段很有趣，他的一位同事有一天開敞篷車上班時，看見前面一位開著敞篷車的人，車上的音樂放很大聲，一隻手還伸在車外，在車門上隨著音樂打拍子，他的同事心想：「好小子，這個傢伙真是懂得如何活得開心。」後來居然兩部車都停在校園的停車場，一看另一位敞篷車的司機原來這位就是幾星期前剛演講完《The Last Lecture》的作者，所以 Randy Pausch 的選擇是精彩的「活到最後，把生命推到極致」。

她還通過《Tuesdays with Morrie》（每星期二的課）和《The Bucket List》（心願表）的書和電影，來告訴我們如何面對生命中關於生與死的考驗。她寫道：

《Tuesdays with Morrie》，作者記錄他的老教授在生命快盡頭

時，每個禮拜二和他定時見面談些人生的功課，包括有關於愛情、工作、家庭、社會等等的課程，隨著老教授的病況加劇，最後的課程便是如何面對喪老、喪失隱私和死亡。他毫不回避的把這一步步披露在學生的眼前，因為他覺得死亡是再自然不過的事，沒什麼需要隱避或感到羞恥的，並且他還異想天開地舉行了一次「生前告別式」，他選了一天把所有的親友都請到他小小的家中，他聽著他們本來準備在他葬禮上要唱的歌，要說的話，要讀的詩，他開懷大笑，享受每一個時刻，度過他生前最愉快的一天。他把本來聽不到的讚美他的好話都一字不漏的聽到了，人生再也無遺憾！

　　沈悅大姐的這些話，代表的就是開心俱樂部「開心」的精髓。正是帶著這樣的精神和心態，開心俱樂部的癌友們能夠一起開心的開展了很多有意思的活動，分享生活中的開心快樂，比如會舉行卡拉OK演唱會，一時之間似乎每位姐妹都成了歌唱家；都是那麼美麗，那麼年輕。或者我們會有美味佳餚大獎賽，每位姐妹都使出渾身解數帶來最拿手的健康菜餚，似乎都是廚師科班出身，真的難以評估最佳名次。我們還會組織大家一起去郊遊踏青，去林靜的山林做戶外瑜伽和野餐，或者到 Filoli 花園去看那裡春天百花齊放。每逢節日到聚會，更是有各種豐富多彩的節目，有專科醫生的講座，有魔術師的精彩表演，還有業餘畫家「處女作」的即席表演，癌友們的手工藝術品的展出和拍賣，我們也會為癌友的康復者祝壽，每一位五年或十年以上的「老壽星」都發表了簡短的講話，儘管有些語無倫次：卻真的是發自肺腑的告訴我們她們走過來的康復的今天，就是我們這些後來者的明天。這樣開心的信心傳遞，給每一個癌友們鼓舞和激勵。

第七章

訪談錄——劉淑明

我叫劉淑明，從瑞典醫學院博士畢業之後，在加州大學舊金山分校做博士後研究，之後成為生物製品公司的資深科學家，在美國癌症協會義工二十多年，也是社區癌症教育講座等講員。我是兩次抗乳癌的癌友，曾經是開心俱樂部的會長，也是新希望華人癌症基金會的現任理事，我主持《笑談癌症》十多年，直接惠及幾十萬癌友。我平時喜歡種花，旅遊和美食，我也喜歡和大家一起聊天，就某些共同感興趣的話題開展討論。

2/5/2024

問：淑明姐好，很開心今天能夠有機會和您在一起做這個訪談。我們這個訪談是為了開心俱樂部三十週年的紀念準備一些材料，我們會把這些材料，收集整理成為一本反映開心俱樂部三十年的一個紀念性的冊子，來展現開心俱樂部的歷史，傳承，我們開心俱樂部的主要精神力量和一些比較有代表性的人和事跡，我們如何在一起對抗癌症，相互關心支持，以及我們如何尋找力量作為癌友一起開心生活的。在這樣的背景下，請您來用您的經歷，來回答一些我們提出的關於您的抗癌歷程中的一些問題，你看這樣可以嗎？

答：當然可以。

問：關於您的病情，當您剛開始診斷出乳癌的時候您當時的反應是什麼？

答：在確診之前三個多月，我其實剛做完了乳癌的常規檢查，什麼沒有發現。可是我自己因為有醫學的背景，我摸到了自己的乳房有腫塊，就覺得不太對勁兒，然後我就約了自己的婦科醫生去檢查。可是在檢查的過程中醫生也覺得婦科檢查也沒有什麼問題，就沒有什麼太多擔心的。還是我自己一再要求，因為我覺得醫生可能看的病人比較多，她們很難知道每一個病人的具體情況，所以我還是認為需要自己對自己的身體有一個瞭解，於是我不斷和醫生溝通，告訴她我感知到的腫塊在哪裡。所以醫生也能夠理解我的擔心，就繼續進一步檢查，然後通過檢查就確診了。

當醫生告訴我這個確診的消息的時候，跟我說我的乳癌具體狀況的時候，我當時其實既沒有哭，也沒有什麼憤怒的感慨，就是不知道該說什麼。我的醫生就和我一起安靜地坐在那裡好長時間，然後我的醫生問我，「你在想什麼？」我很奇怪當時想到的不是我自己的病況，而是如果我的癌症讓我不在了，我的先生和我的孩子該怎麼活。連我的醫生都覺得我好奇怪，怎樣會有這樣的人，這個時候不關心自己的情況，而是在想先生和孩子們以後。可是那時候我的孩子們還小，我真的是在思考這樣的問題。後面的診斷確定我是 ER 陽性，沒有淋巴感染，同時腫塊五公分，屬於乳癌第二期。

後來我回過頭來想，我是不是一生到此為止，結婚，生孩子，是不是從來沒有把自己當作一個很重要的事情？發生在自己的身上，我從來沒有覺得好像天要塌下來一樣，有什麼事情是沒有辦法面對的。醫生也覺得這是特別奇怪的事情，我現在回想起來自己也覺得比較奇怪。

問：那您是在乳癌常規檢查都沒有問題的情況下自己發現自己的乳房有異常狀況的？

答：的確是這樣，亞洲女性的乳房組織一般比較密實，經常會在乳癌常規檢查中有這樣的結果，所以相比而言乳房的常規檢查結果，

大家還是要爭取更細緻一些，這就是我們現在為什麼要提倡在乳癌的常規檢查之外，希望能夠繼續做超聲波的檢查，這樣可以更好的確認和篩查。同時，在常規檢查之外，我也希望大家能夠對自己的身體有更詳細的瞭解，做一些自我檢查。我的情況是在洗澡的時候發現自己有乳房腫塊，醫生在檢查的時候也沒有發現，是我跟醫生說在乳房上抹上肥皂以後，就能更明顯摸到腫塊，這樣醫生才根據這些情況才有更進一步的檢測。

而且，我還意識到，每次我做常規檢查的時候，做檢查的醫務人員總是會要求重複做幾次，好像都覺得檢查成像的效果不是特別好，需要重做。這些醫務人員的經驗，可能他們也覺得對這些檢查有一些拿不准的地方，需要進一步確認，所以在這樣的情況下，如果我們自己能夠更多的自我檢查，那麼如果有什麼異常，可能會在更早的時間發現。我自己的狀況在發現的情況下已經五公分了。可是在常規檢查的時候這個五公分對當時的常規檢測來說是很有可能被忽視的。我平常給大家做講座的時候，也會經常強調大家對自己的身體需要有一個瞭解。

當時醫生也是建議我做手術，放療化療，但是我做了一個其他病人可能做不到的事，我費了一些周折去看到了我的病理報告的圖片，那些癌細胞像紅米白米一樣均勻的分布，好像看不到邊，而且我當時也知道有冰凍切片的方法，我可以在手術中要求切片馬上檢查是不是還有分布，如果有，可以馬上要求繼續切，這樣可以說我對自己的整個治療的過程是有掌握的。

我說這些不是說我們都要有這樣的醫學背景，但是我們都需要知道自己想要幹什麼，如果有不懂的，我們可以問醫生，也可利用很多資源自己學習，關鍵還是自己知道自己的身體和疾病狀況，知道自己想如何應對自己的疾病，在整個治療過程中要成為自己身體和病情的管理者。我的醫學背景只是給我一個方向，讓我知道往哪一個方向去找資料問問題，所以教育背景不是最重要的，這種主動瞭解和尋

求自己治療的方法和方向才是更重要的。

問: 您對自己的治療有這樣細緻的瞭解, 您當時是如何處理您和醫生之間的這種信任的關係的?

答: 我覺得我十分相信和尊重我的醫生, 因為他們都是受過專業的訓練的。醫生和病人之間, 在我的這個病例上, 更多的是一個平等的關係, 醫生提供他們的專業知識, 和豐富的經驗, 而我, 更多的是對自己的身體的瞭解, 還有自己的一些自己學習瞭解的相關知識。有時我們也會有不同的觀念, 但是我們經過討論, 有時醫生說的更多, 有時我瞭解更多, 醫生會根據我的病情和反饋, 提供不同的選擇, 我們一起商量著來, 一點點探索。

問: 您是否嘗試過替代療法?

答: 我個人沒有。在整個治療過程中我一直都是按照醫生的治療方法, 只不過在不同的治療方法中, 一直在尋找在當時最合適的做法。

我個人看到的在治療過程中放棄常規治療方法, 選擇替代療法的不多。這裡有很多人討論中醫和西醫的問題。其實不是哪一個好哪一個不好的問題, 只不過是中醫和西醫中間的這種相互影響的關係大家都不太清楚, 在治療的過程中為了減少干擾, 所以一般醫生會建議不要在常規治療的過程中加入比如中醫這樣的替代療法。

其實誰也不敢打保票說這些替代的療法究竟有什麼作用, 而且這些替代療法對一般的常規治療的影響也是一個不明確的事情, 所以這一點我還是比較謹慎的。我在講座中會說, 一般在治療的過程中, 比如在化療之間, 副作用十分大, 到了自己都沒有辦法承受必須放棄的時候, 如果針灸中藥這樣的方法, 能夠在你這個階段讓你好受一些, 能夠讓你更好的維持並渡過這一段艱難的時刻, 那麼這個是可以考慮的。其實在治療過程中, 沒有什麼好與不好的區別, 哪一種方

法在當時的情況下更合適，就是我們要選擇的。

問：您在治療過程中感覺到對身體最大的挑戰是什麼？

答：化療的過程我覺得是最難的。化療的副作用十分大，我會在上午化療，下午就可能脫水到要進急診室的地步。化療的半年時間對我來說是最難熬的。

有意思的是，我知道化療會掉頭髮，一把一把地掉光，我的做法就是反正是要掉頭髮，我就提前把頭髮剃光了，不會去等到它掉了，我當時還是很理性的，與其等待那個掉頭髮讓自己傷感的時刻，還不如提前就剃光了。我是帶著假髮去做手術的，這樣就好像對自己的治療有一個提前的預期。

問：在治療工程中有什麼讓您比較意外的？

答：我最沒有想到的是化療的副作用那麼大，沒有經歷過的人估計是很難體會的。副作用到了一定程度我眼睛都沒有辦法睜開，手也沒有辦法移動，比如我的手放在被窩里，虛弱到無法挪動，聽到先生問我，想要做一個手式回答他，可是就連把手從被窩里拿出來這個動作對我來說都是不可能完成的。有時候真的也想「哎呀，真是太難了，就放棄吧」，不過也還是堅持下來了。

人真的有時候很奇怪，我當時就是想著孩子還那麼小，我還有很多事情要做，我需要做完這些治療以後堅持去做自己想做的事情。所以不管怎樣，要把這個癌細胞趕盡殺絕，即使很難，也要好好堅持下來。

現在回頭看，我自己也沒有想到我的心理會這麼強大，當時普通人以為得了癌症比較萎靡的那種狀況，我比較少，就是比較堅定專注地開始治療，其實也沒有那麼可以想的，一旦開始治療以後，我更多關注的就是照顧好自己，專心治療。慢慢地要等到治療結束了以後才開始有其他的思考。

面對疾病對我來說，這種強大可能就是我自己性格的顯示。從小我就是一個比較強大比較自信的人，所以我相信如果我都不能辦到的事情，那就是一定不能辦到的。所以癌症來了之後，我就是很堅定地專心治療。

但是癌症給我另一個層面，就是當我開始和別人分享的時候，它讓我更加強大地對面對癌症，比如在開心俱樂部大家一起，每一個人都可以變得更加強大。

可能有一些人會有「為什麼會是我」這種問題，我可能因為自己的背景，比較少有這樣的自我懷疑，好像一開始知道自己的癌症，問這個為什麼對我來說不能幫助我的治療，所以我更多的時間都放在瞭解病情和治療上了，那時那本乳癌聖經的書我是翻來復去地讀，我能記得好多內容的具體頁數，研究的更多是一些比較具體的實用的事情，比如我的手術時間是否應該考慮到我的經期的關係這樣的問題。一般來說我自己覺得放在經期結束那一段時間就比較好一些。

我一般把生活中的事情分成三個部分，一部分是自己可以掌控的，就自己做好就好了。還有一部分是自己完全不能掌控的，這樣的事情因為自己無能為力，那就不要去想它了。中間一些，自己付出一些努力才可以做到的，自己就要盡力去做，這樣把這一部分的範圍盡量擴大，盡量自己去多一些努力去做這樣的事情，自己能掌控的範圍就會更多一些。像「為什麼是我」這樣的疑問，我覺得既不是我能夠掌控的，也對我的治療沒有什麼特別的作用，所以我就盡量不在這些問題上內耗了。

問：生了癌症之後您的生活觀念和方式有沒有什麼變化？

答：觀念上的變化肯定是有的，最主要的是更關注健康生活，不過，具體的行動上，我還是有一些努力的空間。比如運動，我是 ER 陽性，體重超標的話，脂肪細胞會轉化成部分雌激素近而刺激癌細胞的生長，其實是對治療和保持並不好，理論上我是十分清楚的。自

然，如果能夠健康飲食，多運動，保持健康的生活方式更好。但實踐起來，還是有一些困難的。

可是我也不因此而糾結，有時候比如有什麼我愛吃的，知道自己應節制，但是我也會在那個時刻原諒自己，想「方正這一口我不吃，我也不能好到什麼程度。」這樣的時候，也會稍微放縱一下自己，讓自己開心。我不會把自己在生活方式上逼到一個死角。我是一個愛吃愛做的人，好像為了這個疾病而把自己完全變得不是自己也不合適，有時候也在想，「我也不知道自己能活到什麼時候，為什麼不讓自己成為自己，讓自己更開心一些呢？」

問：生活中的愛好和興趣對您的抗癌生涯有什麼影響？

答：如果有自己愛做的事情，專心做自己愛做的事情，自然就能讓自己生活的每一天都變得更有趣。雖然沒有具體的科學統計說做自己愛做的事情，開心生活對乳癌的存活率有什麼具體的影響，但是，至少它讓你覺得不管將來如何，在當下的每一天你都會很開心。所以我經常做講座的時候，強調要有自己的興趣和愛好。

五年以前我的乳癌復發，醫生說我是乳癌晚期，我的生存時間其實已經不多了。醫生說我只有六個月，那麼如果我一直關注這個時間，我們如果整天憂心忡忡的想還有多少天時間的話，那麼我們每一個天都是離死亡更近的一天。如果病情宣佈晚期，你過於關注這個日期，好像一天天離死神越來越近了，這樣的日子就不太好過了，比較容易悲觀。過了三個月，你好像覺得我只剩三個月了，就越發的容易低沈，越到後來就越發恐懼死亡的到來。但是我的感覺就是我沒有必要去考慮這些，如果最後只有六個月，這也不是我們能夠控制的，我們能控制的是，如果只有六個月我就好好地活這六個月好了。至少你要開開心心利用好這一段時間。

癌症晚期這就好像死刑緩期執行一樣，那麼我們就一天到晚憂慮最後的日子，什麼也不乾的話，那就相當於在宣佈的時候我就已經

和死亡一樣的，這個緩期就沒有意義了，至少這個緩期的意義就是我們開開開心利用這個緩期，每一天都盡自己努力去好好過的話，慢慢地六個月過了，你會發現日子就這樣開心過去了，而幸運的是，到這時候我發現每一天我實際上是離死亡越來越遠了，到現在，已經快五年了。雖然我現在癌症已經轉移了，可是我這樣的每一天，我開開心心過，世界上的每一天都是我自己從原來死亡那裡賺到的日子。所以有時候我做講座，大家在一起說癌症擴散轉移的病人，大家很難相信是我，可能我給了大家一個特別正面積極的印象吧。

問：您這樣積極正面的這樣一個形象，有沒有這種看起來積極，但是在個人私底下還是有那種比較低落的迷茫的時候？

答：我這樣的積極正面的形象，不是我為了表現假裝出來的。我就是這樣的一個人。一個如果自己本來不是這樣的人，如果要長期面對這樣的困難，還有顧及自己的個人形象強迫自己有一個積極正面的形象，這樣的情況會很累，也是不可能持久的。而且也不是說你想要積極就能積極正面地去面對像癌症這樣的挑戰的。比如我願意給大家分享自己的理解和資源，說有人會說「你就是天使」什麼的，在我自己看來我不是為了成為一個「天使」才去做這些事情的，主要是在我的《笑談癌症》的群體和活動中，幫助別人，能夠和其他的癌症患者分享資源幫助他們，我就會覺得開心。不光是這些資源，看到哪裡的螃蟹好，哪裡有什麼好吃的，種花的時候如果有什麼好看的花，我也愛和大家分享，這讓我開心，所以我就喜歡。這就是我的本性。

當然這個時候也有一個反饋的循環，也許有人會覺得這樣分享，這樣積極面對生活的挑戰，好像有一些高調，顯擺一樣的，可是那是他人的看法，你也不可能去改變別人的看法。對我來時，這種積極正面的生活態度還是要做自己，做一個真實的開心的自己，如果遇到了比較負面的東西，盡量用一種比較積極正面的態度去面對。

其實真的不是癌症的問題，人生的路，都是這樣的，這裡有很多

我們應該好好思考的內容，認識管理自己，想一想自己究竟想要什麼。

問：如何面對復發的恐懼？

答：剛治療完以後，一般半年之內不會復發，但是不同的乳癌類型，復發的狀況會不一樣，有的類型會在五年之內復發，一般超過五年復發就比較少，但有的類型是時間愈長，復發的幾率會越高。我不是特別容易焦慮這些復發的問題，就像前面說的，我們關注和管理好自己的身體健康，如果有什麼反應或者狀況，我也會及時和醫生溝通，去進行檢查。但是，我們盡量不讓這種對復發的恐懼控制住自己，不讓它佔據和干擾自己的生活。

所以在我診斷出乳癌的第二年我就開始開心俱樂部的志願者活動了，並且很快成為了俱樂部的會長，帶著大家搞了好多開心俱樂部的活動。

而且我的感覺就是，第一次在 17 年，我沒有覺得自己有什麼沒有做的或者做不對的，復發了那就是這樣了，這不是我自己能夠控制或者改變的事情，所以我也沒有什麼後悔或者遺憾的。復發了，我就像以前一樣繼續面對就好了。所以我感覺復發不是我們能夠控制的，不是說我們吃了什麼，做了什麼，他就能不復發了，癌症復發的幾率，其實和我們個人的選擇的關係其實也沒有那麼大。

而且我這個類型的癌症，我當時瞭解到這個癌症一般都是對稱出現的，如果一邊有了，另一邊一般也會出現的，我當時做完了一邊以後，很快我就從理性的角度來瞭解，我就決定做另一邊的手術，因為我知道他會來，我就主動的開始提前預想解決的方法。所以在 20 多年以前，我就決定這個前瞻性的做法。現在想 Christina Applegate 的做法，她也是這樣的，不過她是現在的情況，而且她是名人，能讓大家注意，關注到類似的乳癌的前瞻性的做法。所以我在治療上是十分冷靜和理性的。

雖然我能夠很好地共情其他癌症病人，我也會很感性的面對生活中的一些事，但是在需要冷靜理性地處理問題的時候，我知道自己能夠特別理智地面對和處理。這種感性理性的結合，估計也是我個性中天生的吧。

問：您在治療過程最主要的支持來自哪裡？對您有什麼幫助？

答：有一個比較好的支持的家庭和朋友的環境，對乳癌的治療的幫助是巨大的。

我在家裡算是一個頂梁柱，所以我生病的時候，家裡人剛開始覺得頂梁柱要沒了，但是他們都會十分支持我。有時候在這個過程中他們的支持和安慰讓我很感動。一個例子，我因為知道要做化療會掉頭髮，就提前把頭髮都剪掉了，記得我在我家後院剃光了頭髮，我讓我先生幫我拿一個鏡子來看看，想一想沒有了頭髮肯定不會好看，結果我先生說「照鏡子有什麼可照的，這樣沒有頭髮比長了頭髮更好看。」你明明知道這是一個謊言，但是，當時還是很感動。理工科的男生，他們不會說什麼好聽的話，可是，在這個時候，他們是真心實意地希望你能夠好受一些，更開心一些。他知道我肯定受不了沒有頭髮，但是他也意識到要用這樣的善良的話語來安慰我。

我做完化療，白細胞很低，已經很虛弱了，我就躺在裡面自己的屋子裡。當時老大才九歲，上四年級，以前我沒有生病的時候每個月都會到學校去幫忙他們的科學項目課程，他當時就很焦慮，他就來問我，「媽媽這個月的科學項目課程，你能到我們學校去嗎？」我跟他說，媽媽生病了，病得比較重，這次不能去了，結果他就一下子跳躍式的問「那我小學畢業的時候你能夠來嗎？」他的思維一下子就想到那麼遠，他其實已經在考慮，他根據我的表現，他就開始思考這些問題了。我當時一下子有些發懵，然後猶豫了一下，我想我不能跟孩子們說癌症是一個致命的病，我擔心我不能活到那個時候，可是，我當時也不知道自己能夠活到什麼時候。

52

　　接著他又問，那中學畢業呢？我記得當時我的回答是，中學畢業會，大學畢業也會，以後你工作結婚成家，媽媽都會。我知道自己在當時是在撒謊，可是，這一天天，活著活著，就真的活到了這一天，我能夠參加他小學中學大學的各種畢業典禮，雖然現在還沒結婚，但是我也活到了他結婚的年齡了。

　　還有我家老二，知道媽媽病了，就會經常抱著我哭，有時候睡覺到半夜，就會鑽到我的被窩裡。有一天他又沒有原因哭了。我就跟他說，媽媽新工作的這個研究公司，新出來一種藥，這個藥一吃，媽媽的病就能好了。結果我話一說完，他就蹬蹬蹬地爬去拿了鞋子穿上，要出門。我問他要去哪裡，他說去買藥。那個時候他才三歲，他在用他那個年齡的感受來告訴我他對我的關心。

　　還有孩子們覺察到我的虛弱，以前每天晚上會擁抱會說我愛你，為了給我省勁兒，他們都會自己在每天晚上睡覺前跟我說，媽媽對不起我今天不該做什麼事情，這樣他們認為他們自己去反省了，告訴我他們知道自己的問題了，這樣我就不用再費口舌去教育他們，這樣我就不會那麼累了。這樣的習慣他們一直保持，到現在都是這樣。現在這樣的習慣，我們又多了一些「照顧好自己」這樣的囑託。

　　每一次這樣的小事情發生，都十分讓我感動。

　　問：您覺得在癌症治療的過程中，哪些些因素對您來說比較重要？

　　答：對我來說，我有一些醫學的背景，給了我很多便利更好地管理自己的病情。

　　在《笑談癌症》系列講座中，我一直提倡的一句話是：「用知識和勇氣去對抗癌症。」我們有很多沒有醫學背景也不去多瞭解這個癌症的患者，也可以去對抗乳癌。但是，「無知者無畏」完全憑借的是運氣，這種靠運氣的做法，有更多的不確定性在裡面。如果我們能夠學習和瞭解自己的身體，更好地管理安排自己的病情和治療，那麼我

們就需要靠知識和勇氣，用這些來裝備自己，在對抗癌症的過程中我們就會少一些焦慮，多一些信心。

有的患者就覺得自己瞭解起來比較困難，就把整個過程交給醫生，那也是可以的。但是如果自己對自己的身體，病情和治療有更多的瞭解的話，我們能更好地堅持，不那麼會放棄。如果我們有更多的知識和瞭解，可以更好地管理自己的治療，對醫生對病人來說都是一個可以得益的事情，何樂而不為呢？當然如果有人選擇把一切都交給醫生，也是可以的，我只不過是說我們把更多可能放在這裡，最後還是尊重個人自己的選擇。

問：您對新發現乳癌的患者有什麼建議和意見？

答：第一件事就是深呼吸，不能慌亂，調整自己讓自己平靜下來慢慢消化這個消息，慢慢來。讓自己身體上瞭解自己的病情基礎，心理上做好對抗癌症的準備。現在醫學發展有更多的選擇，有更多的治療方法針對各種不同類型的癌症，所以在前期更好的檢查和瞭解自己身體的具體情況，這個階段其實是非常重要的，我們要冷靜下來，和醫生一起，做好自己的診斷，討論合適的治療方案。其實一旦治療方案確定了，後面的都是按部就班一步步來，最多的就是針對治療產生的副作用一點點應對就好了。

在這個階段，如果和一個醫生有充分的信任，同時也應該對自己的病情有 個充分的認識和瞭解。通常大家有一句話，說：「我們不要在乎這句話是誰說的，要關注的是這句話究竟說的是什麼。」不論這句話是誰說的，本質上這句話是不是事實，在這個情況下是不是正確的合適的，在治療過程中，清理自己的心理，保持冷靜，然後讓自己做好對抗癌症的準備，同時也能夠在治療的過程中能夠做出理性的選擇。

問：關於開心俱樂部和新希望華人癌症基金會的問題，您在什麼

情況下知道和參與開心俱樂部的呢？

答：我和開心俱樂部是有緣份的。萬姐姐在一個群里做參加乳癌常規篩查的調研，她是我的一個朋友的朋友。當時我的那個朋友和我都參加了那個問卷調查，我那個朋友因為沒有做常規檢查，後來發現乳癌的時候她對我說如果早些認識萬萬，瞭解乳癌，就有可能更早發現了。然後等到我被診斷了乳癌之後，我就和朋友一起參加開心俱樂部的活動了，那時候是 2000 年，我還沒有做手術。

第一次參加開心俱樂部的活動的時候，我還是很震驚的，因為看到大家每一個人都打扮得漂漂亮亮的，好像都很開心的樣子，而且雖然也討論自己的病情呀，副作用呀這一類的問題，但是沒有那種很低沉很沮喪的氣氛。

大家也在談論飲食問題，說是吃了有些食物對身體有好處。我記得大家在一次嘗一個癌友自己做的蘿蔔葉子，說是那個對抗癌有很多好處。我當時就記得這個蘿蔔葉子可真是不好吃。對我來說，好吃不好吃還是很重要的。可是大家都還是很熱心地分享自己的經驗。

後來在我要去做手術的前一天，Kelly 通過美國癌症協會做癌友隨訪的時候，和我聯繫了。我記得當時我第二天要去手術，她問我有沒有什麼信仰，然後她說，「我不管你信什麼，我都會為你禱告，保佑你手術順利的。」

我當時十分感動，我就想，如果我活下來了，我也要把這種愛心傳遞給其他人。其實在手術前好長時間我都覺得手腳冰冷的，可是那時候我真的就覺得這樣的愛心帶給我一股暖流，所以我也要把這樣的溫暖傳遞下去。

後來手術後不久，在癌症治療的過程之中，我就開始做義工了。在這個治療過程中，我也有很多上下起伏的治療上的和心理上的一些經歷和挑戰，我就想和大家分享。於是我做了開心俱樂部的會長以後，我也組織了不少活動。比如我因為自己做常規乳癌篩查沒有做出來，我還在開心俱樂部做了一個調研，看看有誰和我是一樣的情況

的，這就是我們後來要求對亞洲女性乳癌篩查，希望增加超聲波檢查這個項目的原因。因為在統計學上，亞洲女性的乳房組織相對嚴密，所以有時候常規的篩查容易忽視掉這些。

開心俱樂部對我來說，就是一個你可以敞開心懷去面對自己的癌症病情的一個地方。因為在這裡你突然開心得笑起來或者難過哭出來，有人理解，有人體諒，有人知道，不會有人覺得你怪兮兮的，因為她們知道你開心可能就是化療結束了；或者是家裡出現了什麼問題。突然你哭出來，大家也不會太多地去好奇你為什麼會哭，因為大家都理解可能是病情出現了什麼轉折或者有什麼其他的事情。開心俱樂部就是一個你可以放開心懷，釋放自己的喜怒哀樂，同時在這裡幾乎每一個人都有能回應你的經歷，讓你知道，你不是唯一一個感受到這些喜怒哀樂的，有時候甚至你開一個頭，別人就能輕鬆理解你要表達的這些情緒，甚至都不用你花太多的精力去組織語言來表達，就會有人理解有人回應。這種找到共鳴的感覺，對我來說是一種十分幸運的存在。

我記得我在開心俱樂部當時乳癌兩年紀念的時候，我們還在暢想五週年紀念，十週年紀念我們該怎麼慶祝的時候，我還在想也不知道我能不能活到五週年十週年，可是一年一年的活下來，你看，這也二十多年就過去了，馬上要三十週年了呢。

問：您在開心俱樂部的收穫是什麼？

答：我在開心俱樂部最大的收穫是理解和分享。

看到大家都很開心，也看到很多榜樣，在開心俱樂部也有很多乳癌三期四期的癌友，比如陳淑珍，她是乳癌四期，已經轉移了，那時候她確定是晚期，可是最後她活了十年，看到這樣的榜樣，真的也能給我們很多希望，讓我們覺得可以更加強大。

而且開心俱樂部也是一個可以讓我們有一些時間，從日常繁忙的生活和艱難的抗癌治療中擺脫出來，找到一些能夠相互理解和交

流的朋友一起享受生活放鬆精神，這也是我們每一個普通人需要的，不僅是有乳癌的人。

問：您還在做哪些比較有意義的活動？

答：意義這種好像沒有什麼特別突出的事情，但是我們就是普通的一件件事情做下來，每一件小事雖然會讓我累一點，可是大家都開心，我也很開心。

像剛開始我做《笑談癌症》這樣的講座，那時候沒有微信，沒有網絡講座，大家參加線下的講座，講座後都會排隊問問題，分享一些關於健康，養生，或者檢測這方面的信息和問題，後來慢慢地就有越來越深入的問題。再後來有了微信群，我們這個《笑談癌症》的微信群已經超過十年了，你想一個 500 人的群，維持十年還是十分活躍和緊密，這是十分難得的。

像開心俱樂部裡的義工，很多時候都是幫助開車，送飯，甚至打電話聯繫探訪，或者約著一起走路散步，這些活動，讓我們的愛心能夠傳遞給其他的人，這些活動也許不是那麼有故事性，但是就是這些實實在在的小事情放在一起，讓開心俱樂部成為了一個我們可以一起面對乳癌的一個開心家園。

問：您如何向別人介紹開心俱樂部？

答：我會告訴她們很多人一開始肯定會迷茫，肯定有很多不解的地方。我當年也是這樣的。加入開心俱樂部，俱樂部裡前面走過來的人一定會對你有很大的幫助，而且大家都能非常理解你經歷的東西，和你即將要經歷的東西，這個十分重要，因為很多時候她們這樣的一些感受是跟家人或者周圍其他的朋友沒有辦法交流的話題，在這裡是可以安心交流的。

這也是開心俱樂部獨特的地方。一開始一般都是交流有關病情的，可是有時候聊著聊著就成了朋友，那你也開始變得強大起來。所

以到最後其實癌症的治療這個事情更多是醫生們來處理的，可是我們自己如何面對和管理「自己是需要治療的癌症病人」這件事情，是我們自己決定的，開心俱樂部在這一部分就能起到很大的作用。有時候在癌症的治療中可能很低沈，也許和你聊很多都不能把自己從那種低沈的狀態中走出來的，這時候有一個能理解你的人，帶著你去走走路，吃吃飯，從癌症的那種狀態中擺脫出來，這就能夠幫到很多。

問：在開心俱樂部有什麼人或者事情您可以給我們講講的？

答：李彥英是一個，她能夠鼓勵人。她能很瞭解人，我還在治療的過程中她鼓勵我就告訴我我可以做俱樂部的會長。我覺得她有一雙慧眼，能夠看到很多別人看不到的一些潛力，並且能夠鼓勵和支持你去完成。

還有沈悅，開心，幽默真是到了她的骨頭裡了。我記得在開心俱樂部我給自己搞了一個生前哀悼會，結果，她就說，「你搞這個哀悼會很好，可是如果之後你還能堅持，你一定要及時通知大家，不然，大家都參加了你的追悼會了，可是哪一天突然在街上碰到你了，會被嚇死的。」這種幽默真的是感覺沒有極限了。

問：您能給我們講講您組織了那些義工活動？

答：《笑談癌症》系列講座，一般以前的講座還是很多的，到現在為止，我們《笑談癌症》已經做了十多年了，參加的也有幾十萬人了，還是比較有影響力的，我最近的一期笑談癌症就是關於生命的思考，如果有時間大家可以去聽一下。

我的講座攬括了癌症的預防，檢測，治療的各個方面，我們的講座也還在繼續，以後還有講座，也可以和大家分享。

新冠的時候我們也做了很多講座，我記得我們關於新冠的最後一個講座是五月十九號，因為我五月二十號要做一個很大的肺外科的手術，要挖一個洞，把肋骨挖來，把胸肌都挖掉，在心臟和肺部之

間添加一層膜，然後再把身體其他部位的肌肉拿過來填補挖掉的胸肌。這是修整手術，我在想，如果這個手術下來，我那個樣子實在太不一樣了，估計很難再做這個講座了，所以我就一定要把這樣的講座安排在手術之前。估計這就是很理性和冷靜的一面吧。

新希望基金會的《淑明有約》活動也主要是一些訪談。我也喜歡做主持人，喜歡和大家聊天，而且我問的一些問題，也是我知道的很多人感興趣的問題，所以這些訪談還是對大家也能帶來一些收穫的。

我還是我們校友會的會長，也是 CBA 的會長，我們 CBA 也有一兩千人。雖然新希望只是我很多義工活動中的一部分，但是我把這裡當作了我的家人，所以開心俱樂部的人，如果參加我的講座，是完全沒有問題的。

問：謝謝您的寶貴時間，在繁忙的日程之中來今天回答我的這些問題，我的感受，對抗癌症是其中的一個方面，從這裡我看到的更多的是我們該如何生活，可能每一個人經歷或者面對的事情不一樣，但是如何認識自己，如果管理自己，如何活下去，這都是我們每一個人需要思考的問題。今天的這樣的談話，對我來說也是一個很好的學習經歷。

答：也謝謝你們，如果有什麼其他的問題，可以隨時聯繫我。

第八章

訪談錄——韓慧英

韓慧英女士，來自台灣，師範大學畢業後隨夫赴美，取得密西根州立大學學位，於加州聖荷西市政府財務部門任職二十年。

2008 年，她退休返台，獨自照顧中風癱瘓的婆婆及年邁公公，直至二老辭世。返美後，又照顧患病父母長達八年，事事親力親為，展現無私孝心與堅韌毅力。

韓女士於 1993 年罹患乳癌，康復後於 1994 年創立「防癌協會乳癌互助會（JoyClub）」，並擔任會長八年。任內她積極探訪灣區病友，提供多元支持與關懷，並以自身經歷鼓勵癌友勇敢抗病，走過低谷，邁向康復，讓無數癌症患者與家庭重燃希望。

2024 年，韓女士榮獲聖荷西「愛心媽媽」表揚，她認為「百善孝為先」，孝順是道德的根本，身教更勝言教。她以身作則，為子女樹立典範。

韓女士育有一子一女，皆事業有成。兒子為 UCSF 婦產科醫師，媳婦任職 John Muir 腎臟科；女兒於 Disney 財務部門任職，育有四位孫輩，家庭和樂，孝德傳家。

02/09/2024

問：Teresa 姐好，很開心今天能夠有機會和您在一起做這個訪談。您知道，我們這個訪談是為了開心俱樂部三十週年的紀念準備一些材料，我們會把這些材料，收集整理成為一本反映開心俱樂部三十年的一個紀念性的冊子，來展現開心俱樂部的歷史，傳承，我們開心

俱樂部的主要精神力量和一個比較有代表性的人，我們如何在一起對抗癌症，相互關心支持，以及我們如何尋找力量作為癌友一起開心生活的。在這樣的背景下，請您來用您的經歷，來回答一些我們提出的關於您的抗癌歷程中的一些問題，你看這樣可以嗎？

答：當然可以的。很開心能夠有這個機會回顧一下開心俱樂部的歷史。

問：當您剛開始診斷出乳癌的時候的狀況和您當時的反應是什麼？

答：那個時候生了老二，自己覺得有些不舒服，就去做健康檢查，做了常規的婦科檢查。那個時候，對我來說，好像癌症就等於死亡。我記得當時我不敢看我的檢查結果，讓我先生幫我看，然後我問他是好的還是不好的結果。當他告訴我確證是乳癌的時候，我還是很傷心的，最主要的是孩子們還小，那時候女兒才三歲，我就在想著，每天從學校回來，媽媽不在了，如果爸爸又娶了一個太太，對女兒不好的話，她該多可憐呀。看不到她長大，以後成人結婚的時候都沒有媽媽在身邊。那一段時間我真的很傷心的。於是我就想看一看身邊是不是還有其他和自己相似的狀況的，有沒有也是得癌症的，身邊沒有，那時人們也對乳癌比較陌生。我就打電話給美國防癌協會，看看能不能找到有相同病症的人，後來她們說會有人來看我。不久我就看到一個金髮碧眼的女生，叫琳達，其實她的病情蠻嚴重的，一邊乳房切除了，然後也帶著義乳。她就給我講她的經歷。也給我看她的乳房以及治療狀況，因為她是三期，看著好像還能夠生活。我那時候好像心裡也生出了一些希望，可能自己還是可以看到孩子長大的。這樣我心裡的恐懼似乎減少一些。

然後我就開始在生活中比較注意是不是也有人得乳癌的。這樣我知道了朱彥英，她當時正理了一個大光頭，她的互助支持人是萬姐姐，那天她倆就結伴過來看我。當時我看到她的光頭，馬上就哭了，

一想到自己化療之後會光頭，都想不到頭髮還會長出來的，就以為會一直光頭了，很難過。

然後她倆經常來看我，我們就一起交流化療的一些感受，如何治療，如何健康飲食這樣的話題，交流之後我更加放心了，好像看到自己回到了可以正常生活的路途了。然後我們就想，我們是不是可以搞一個我們華人自己的小群體，大家都是癌友，可以多一些這樣的交流，鼓舞像我這樣有需要的人。於是我們三人就開始行動，去探訪周圍和我們這樣的人，最早我們找到了周圍差不多十五個人吧。然後我們就在 1994 年 11 月 5 日決定成立我們的癌友小群體。伊斯貝爾也幾乎在同時成立了華人的乳癌協會，就在這一年的這一個月，我記得是 14 號。所以這兩個群體幾乎在同時成立。

問：您確診乳癌之後的治療方案如何確定？

答：我的腫瘤是兩公分，當時的標準是兩公分以下不用做放療和化療，就去切除。然後醫生又幫助確認了我的淋巴是沒有問題的，這樣的情況下，我就去做了切除的手術。

記得切除手術之後，有一天電視上看到一個片子里女生的乳房，我忍不住就大哭起來。因為，我知道自己已經切掉了一個，我不再完整了，也回不來了。不過後來我心理上也慢慢調整過來了。想著我已經 42 歲了，有了兩個孩子，也沒有什麼太多可想的，所以也沒有再去做乳房重建了。

可是兩年以後，一個過年的的聚會上，我和先生一起去參加，穿了禮服，無意中我突然發現在另一邊的乳房上感覺有一個綠豆大小的東西，反正感覺不好。我第二天給醫生打電話。前一個手術雖然有些折騰，但是我也沒有放療化療，所以沒有覺得太複雜。可是這一次醫生幫我檢查的時候，發現我的這一邊不止有一個小硬塊，所以兩天之後，醫生又去檢查，發現又是惡性的。所以只能繼續手術，這一次，需要放療和化療。

　　我現在回想當初，我第一次的情況，如果現在的話，最初不做化療的話，也應該做放療。然後在治理復發的時候，會更大範圍看看其他地方有沒有癌細胞，結果一個不好的地方就是我的頭骨有一個小圓圈，看著像是其他部位的惡性細胞。但是感覺情況挺不好的。

　　當時我有一個癌友，叫陳淑珍，她幾乎也是和我同一個時間發現有復發的，她到我家時，失聲痛哭。我記得當時安慰她，我們都是有信仰的人，既然來了，就只能接受，雖然可能有很多我們希望的有可能沒有時間和機會去完成，但是至少我們能夠做我們還能夠做的。

　　於是我就又開始了新一輪的治療，這次有手術，還有放療和化療。我的化療是三明治式的。先是三個月的化療，然後再完成放療，最後再做四個月的化療。

　　幸運的是，我做完放療之後，在去檢查的時候，發現原來有惡性的地方在慢慢變小，然後繼續觀察，一點點發現這裡就消失了。我就覺得很奇怪，我問醫生醫生也覺得很奇怪，我頭部原來硬幣大小的那個陰影就這樣消失了。

　　那時候我就和開心俱樂部的大家一起天天去做探訪呀，去開心俱樂部去幫助接電話啊安排各種活動什麼的，而且也鼓勵我探訪的其他癌友去積極參加開心俱樂部的事情。然後發現自己在心情積極的情況下幫助別人，上天自有安排的。

　　我自己做了開心俱樂部的會長做了七年，然後還有很多其他的熟悉的癌友和志工一起積極在這裡幫助和探訪，我們在一起大家其實很開心，也能夠一起工作。而且每個人有不同的分工的習慣。比如Joyce就是沈悅大姐平時對癌友們十分關心，但是一旦到了臨終和葬禮，她就不會參加，但是我不會害怕這些，而且在這一路，也是有很多離開的朋友。所以，心情和運動，健康的飲食生活習慣，還是對自己的病情還是有影響的。

　　問：在治療過程中，您和醫生的關係如何處理？

答：我是很幸運的，我在凱撒醫院，醫生都十分好，但是有些標準在那個時候就是我在那個邊界上，如果放在現在，估計診療的方式也會不一樣，所以我和醫生還是十分幸運。有好的醫生好的家庭和社會的支持，所以相對還真是十分信任的。

問：在治療的過程中，您是否尋找替代性的治療或者調理方法？

答：治療過程之後，也尋求中醫的幫助。我一個朋友，她是乳癌的四期，然後她就去中醫針灸，看著效果也比較神奇，她的四期癌症也是通過針灸來實現最後的一點治療的期望。當時做中醫的針灸還是挺貴的，大概 200 塊一次，三十年前這個還是十分昂貴的。可是看到朋友的狀況和效果，我覺得也可是去試一試的。當時我就是針灸和中藥同時進行，我覺得我還是十分相信中醫的，也算是中醫和西醫結合吧。

我也試過其他的咖啡清腸法，反正大概我能夠知道的我都去試過了，也不知道是什麼原因，或者哪一種方法真的有作用了，反正頭部骨頭上的那個硬幣就是消失了。

問：在治療的過程中，您感覺最大的挑戰是什麼？

答：對我身體上最大的挑戰就是化療。在萬姐姐之前的化療，做過之後就會嘔吐，都吐得趴在地上起不來，都攤在地上了，後來她的女兒為了她的治療都休學了一段時間。小紅莓的藥性十分猛。所以十分難受，但是當時小紅莓算是治療的標準配置，即使這樣，在那個時候，其實我們癌友中離開的還是挺多的，現在，一方面隨著醫療技術的不斷進步，現在的各種藥物的副作用已經好了很多了，而且現在因為乳癌而離開的癌友其實已經沒有那麼多了。

2008 以後，我在市政府做了近 20 年之後，就辭職了。其實我辭職也不是癌症的原因，當時我先生因為家庭的原因，回到台灣大學里工作，然後家庭因為這樣的分離他覺得在台灣要工作也要照顧老人，

實在不能兼顧，於是希望我能回去台灣，於是我就從工作了近 20 年的市政府辭職回到台灣，去幫助照顧家人。

問：治療和預後的過程中，您有哪些系統性的幫助，他們是如何幫您走過這些歷程的？

答：尤其要感恩我的老闆，當時我在市政府上班然後我化療的過程中，我的老闆一直十分支持，相信我讓我有一段時間都可以全天在家上班。我的同事知道我的情況，也都十分能理解和支持我。所以都十分感恩。而且我的父母在這裡，在我的治療過程中，我的女兒還小，我的父母給我我很大的幫助幫我照顧我的孩子們。

我感覺走過這些歷程，我算是理解到了要學會調整自己的心理。第一次做完手術以後，我就得了憂鬱症，整個晚上就不能睡覺，每天晚上到了半夜就是不能入睡，吃了安眠藥也沒有作用。然後我給 Kaiser 的醫生尋找幫助。有時候我也懷疑是不是我的長期失眠，誘發了我的兩年以後的復發。

為了治療因為憂鬱症造成的失眠，我嘗試和很多不同的藥物，不同的藥物都有不同的副作用，要不就是腸胃不舒服，要不就是頭痛或者心臟很不好。醫生給我開了藥，剛開始不停的換藥，造成我有時候會比較沮喪，我在看醫生的時候都和醫生說，「我好想睡覺，可是就是不能夠，我好想把身邊這所有的安眠藥都吃下去看看能不能讓我睡覺。」醫生聽了，覺得很恐怖，她說懷疑我有自殺的傾向，醫生告訴我的先生，在這種情況下我們需要把她送到專門的地方，一方面可以幫助她干預自殺，同時也幫助她找到合適的藥物治療失眠。於是醫生和我先生把我送到了紅木城那邊有治療抑鬱的機構去治療抑鬱症以防止我的自殺，是在醫院裡我才開始慢慢通過強效藥物的調整才找到合適的藥，到醫院以後她們剛開始給我那種治療抑鬱症的強效藥物直接讓我入睡，後來才開始不斷的調整藥物能夠讓我能夠正常的睡眠。出院以後我就繼續堅持吃藥，這樣的時間差不多持續了半

年多，我才能開始可以睡覺了。那個時候開心俱樂部已經有一年多了。

可是如果讓我說出抑鬱症的原因，其實我也不知道，醫生也不知道。其他都還好，可是就是不能睡覺，每天晚上整夜不能睡覺，也許是手術干擾了哪些神經，或者是暫時破壞了什麼平衡。如果說抑鬱症有哪些讓我很困擾的，就是整晚不能睡覺。每一個晚上不能睡覺，也嘗試了很多不同的藥物，所以後來我隨訪其他的癌友的時候，我的抑鬱症這一段的經歷，也是一個很有意義的話題，因為好多其他人，也有相似的經歷。

問：那麼您能從抑鬱症中走出來，究竟什麼對您的幫助最大？

答：一方面吃藥還是必要的，我也是花了很長時間嘗試了好多不同的藥物，才找到自己合適的藥物。另一個方面，我在開心俱樂部，和很多人聊天，分享和幫助其他人也走和我經歷的一樣的困境，這個讓我很開心，也少一些精力專注在自己的事情上，這樣也會對我有幫助。所以我對其他志願者也經常說，你熱心去幫助其他人，上帝也會幫助你的。當然幫助別人有時也會很難，比如有很多瑣碎的事情，要幫著開車，要給她們做飯，還有時候遇到她們比較困難的情況下，對自己也是一個很大的挑戰。有一個大陸來的朋友，看到她當時各種生活狀況的煎熬，我們也覺得好像重新審視自己的情況，就覺得這些都不算什麼了。

記得那時候有一個得了三陰乳癌的患者，她的環境也比較困難，每一次聽到她的消息，都是一次次的惡化，狀況越來越不好，看著她們經歷的那些，其實自己好像也和她們經歷同樣的困境，所以要花好長的時間才能把自己從她們的困境中擇出來。其實以前還是有很多離開的朋友，不斷的這樣的經歷，慢慢我才能適應和接受這樣的情況。

不過隨著治療的技術越來越好，現在這樣的狀況越來越少了。這

一是因為現在乳癌的發現檢測都比較早，早發現，治療起來還是會好很多的。另一個方面現在的早期的治療也比以前更全面保險一些，除了一些特殊的類型，其實離開的人要少很多。不像以前，我們有一個很長的單子，都是離開了的癌友。

問：您有沒有家人朋友的幫助的具體事例可以和我們分享嗎？

答：在教會里的支持系統會很好，還有土風舞和合唱團這樣的小團體，如果有人生病大家就會有一個名單，比如 30 個人，大家輪流送飯，因為她生病了很難自己做飯，而且這些團體的很多人，不一定就是癌友，但是她們也很有愛心，那時我記得大家一個人管兩天，每天三個菜，加飯，這樣管了三個月。

還有我的媽媽，我很幸運生病之後，我的媽媽就來陪我治病，她們幫助我照顧我的女兒。我記得我第一次生病，那時候都以為自己會死的時候，我十分感激我的媽媽，記得我給她跪下給她磕頭，說：「感謝媽媽的照顧，如果真的到了我要離開的時候，還要請媽媽幫我照顧好我的女兒。」還有我的先生，我那時也很開放地和他討論這個問題，我還請求他說：「我如果不在了，請他不要太快去找別人，至少一年不要去找別的女人，不要讓別人看到，以為我這個女人做太太的時候這麼不值得留戀。」後來我和萬姐姐聊天，她還經常嘲笑我，說我那時特別煩惱，怕我先生找了別的女人之後，會對自己的女兒不好。

其實我先生還是一直很堅強，也很體貼。所以後來當他回到了台灣，說他需要我回去的時候，我就辭掉了自己很好的工作，回台灣去陪伴他去照料他的父母七年，雖然這樣也很大地影響到我的退休福利，可是我也覺得沒有什麼太多糾結的。而且他父母去世之後，我們就回到了灣區，然後接著我的父親也生病了，我們也和我的母親一起照顧我的父親。我父親的病情也是反反復復的，光是在臨終關懷醫院就住了將近兩年。父親去世之後母親因為骨折，不得不到了養老院，

她在養老院也因為語言的關係不習慣，所以每天我都去陪她，後來她糖尿病需要截肢之後，截肢之後清理傷口呀，吃藥呀，我都需要每天哄著她去清理收拾，我也一直陪著她。現在她已經去世了，可是我每每想到她在我最脆弱的時候陪著我一天天熬過來，我就覺得自己做得還不夠，十分感激和懷念她。他們都是在我生病的過程中和我相依為命一起走過來的，我總覺得如何回報他們都不夠。

問：您可以給我們分享一些癌友的幫助的具體實例嗎？

答：就是我們的開心俱樂部，剛開始我們俱樂部還小，就是大家經常在一起交流，那時候主要的就是大家一起到我家來喝茶。然後大家一起聊天，分享自己的情況，交流各種資源和經驗，同時互相加油鼓勁。後來我們開心俱樂部有了辦公室以後，我們就開始主要在辦公室里，那時候有很多新來的癌友，我們需要做探訪，有些是見面，有些就是要經常去打電話，其實更多的還是打電話問個好，瞭解一些她們的需求，看看有什麼可以幫助她們的事情。然後我們每隔一段時間就會邀請大家到辦公室來一起聚一聚，那時候能夠和大家一起聊天，也是很開心的。

我那時候也就是通過這些活動，一點點從抑鬱症中把自己調整過來的。我那時候也還會把自己的見聞和感受寫出來，還在報紙上連載了不短的時間。而且也把自己和抑鬱症鬥爭，和癌症鬥爭的過程寫出來和人家分享，希望能夠給和我有同樣困境的人一點啓發。

我因為抑鬱症住進來精神病醫院，然後，在裡面也看到了很多精神受到了壓力和刺激之後的病友。所以自己對自己的調整有很多參照的例子，正面和負面的都有。這個對我的幫助還是挺大的。

問：在乳癌治療之後，您的生活方式有沒有什麼改變？

答：還是有不少的。我比較注意體重，因為母親的糖尿病，我是十分注意的。同時對於健康生活方式，比如飲食習慣，運動的習慣，

還有多和社會交融，積極參加各種活動組織，比如我參加各種舞蹈團，合唱團，還有舞獅團，活動會比較多，這樣也可以把自己的注意力放在更多的活動中，日子會比較好過。同時，一個人如果有一個穩定的家庭和朋友的圈子，還有一個能夠讓自己隨時奉獻分享的組織，比如像開心俱樂部這種，自己既可以在需要的時候得到幫助，也可以用自己的經驗和能力去幫助其他的人。而且我家的孩子因為我的病情，也十分投入，我的兒子因為看到我這三十年的抗病過程，就立志學醫，現在他是舊金山醫學院的放射科醫生，也是致力於對高風險病人的治療。還有我的女兒，我在生病的時候，一直以為我會很早離開她，所以我會經常給她寫信，那時候在想著如果她結婚的時候我不在，就給她寫信，在各個人生的重要場合比如畢業呀們上大學呀，結婚呀，這些重要的應該有媽媽在的場合，我都有給她的信，說：「很對不起，在這樣重要的時刻，媽媽都因為生病不能陪著你，可是我真的十分愛你。」

雖然以後我的癌症治療算是順利，這也有 30 年了，可是我還留著這些信，雖然那些重要場合我都能夠順利的陪她一起，也就沒有必要把這些信拿出來給她看了。還有很多寫給我兒子的信，也是告訴他我十分愛他，如果媽媽不在了，要他好好照顧妹妹。所以因為這些事情，我家應該說是一個情感十分緊密的家庭。所以在探訪病友的時候，如果病友的孩子們還小的話我都會鼓勵她們多錄一些給孩子們的視頻，因為如果有萬一多狀況發生，以後孩子們想媽媽，他們還有一些可以看到的視頻，這樣也不會在最後的時候比較匆忙倉促。而且孩子如何想念媽媽，光看照片文字也是不足夠的，讓她們能看到媽媽，聽到媽媽的聲音，是一種安慰。如果孩子們還沒有長大，而媽媽卻不在了，我覺得真是一件十分讓人難過的事情。

問：您對新診斷的癌友的有什麼建議？

答：現在的治療技術已經很成熟了，現在大部分的一期二期的乳

癌病友真的是不是那麼嚴重的事情，只要自己能夠自己勇敢的面對，一定能夠很好的結果。而且我一直相信，如果我們能夠好好地勇敢的面對，都是能夠更好的過好自己的生活。

即使乳癌的狀況過不去的，我們也有很多可以很有希望能夠從容面對死亡的方法。我們開心俱樂部的朗媽媽，十分積極正面。還有沈悅，她的癌症復發三次，每一次她都能從容地面對。

而且通過開心俱樂部，我結交了很多志同道合的朋友，這些朋友，我們十分緊密，和親姐妹都沒差，所以想一想自己有這麼多這麼親密的姐妹，真的是一件很幸福的事情。

"打扮這麼漂亮要去哪裏？"
"要去探訪一位不願意做化療的新病友，讓她看看我做完了化療之後沒變成醜八怪。"
"Going somewhere special?"
"I'm visiting a new patient who doesn't want to get chemo.
I want to show her how great I look after
my treatment."

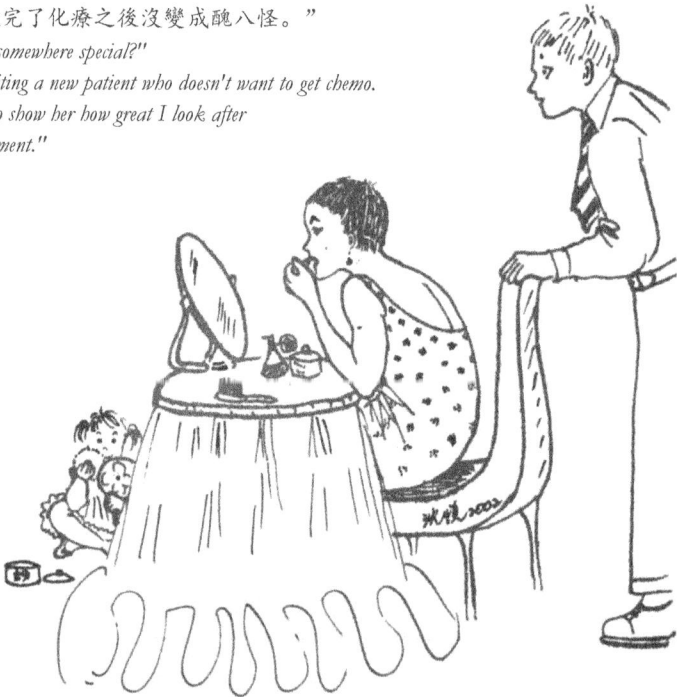

第九章

訪談錄——路敏

路敏，我是十多年前從大陸過來的留學生，在美國讀完博士之後留在硅谷大廠工作，是兩個孩子的母親。平時喜歡旅遊和美食。也喜歡和朋友們一起開開心心吃吃喝喝爬爬山走走路。

1/29/2024

問：路敏你好，很開心今天能夠有機會和你在一起做這個訪談。我們這個訪談是為了開心俱樂部三十週年的紀念準備一些材料，我們會把這些材料，收集整理成為一本反映開心俱樂部三十年的一個紀念性的冊子，來展現開心俱樂部的歷史，傳承，我們開心俱樂部的主要精神力量和一個比較有代表性的人，我們如何在一起對抗癌症，相互關心支持，以及我們如何尋找力量作為癌友一起開心生活。在這樣的背景下，請您來用您的經歷，來回答一些我們提出的關於您的抗癌歷程中的一些問題。首先第一個問題，你最初診斷出乳癌是在什麼狀態下？你的直接感受和反應是什麼？

答：我就是自己摸到胸部有一個硬塊，我自己不確定，想著還等等看，然後在等待的過程中，我自己都能感覺到這個硬塊在不斷地變大。所以我有些著急，就找了我最快能找到的醫生，然後就約了這個在斯坦福的醫生。見了醫生之後，醫生摸過這個硬塊，就說，你這個年齡（當時我只有35歲）一般來說得癌症的幾率比較低，雖然她是這樣說，可是，我是上午去看的醫生，她就在當時就給我安排了乳癌篩查和超聲波檢查，所以我也能感受到，她雖然口頭上在安慰我，其

71

實也很懷疑我的狀況。當天檢查了超聲波之後，她就跟我說，你還要再留一會兒，我們想給你安排活體檢查。我記得那天是週四，然後活體檢查就安排在週五。週五我去檢查做了檢查，醫生當天就告訴我的檢查結果是乳癌。這就是我的整個過程，好像特別快，也還算是十分流暢，幾乎沒有耽擱。

當知道確診癌症的時候，我基本上是懵的，都沒有反應過來。而且一般對癌症，在我的理解中都和死亡連在一起，我記得當時我就問醫生，我大概還能有多長時間。然後醫生說，我的乳癌因為硬塊的尺寸比較大有 6 釐米，不算是早期了，而且發展地也比較快，但是也不算是特別晚期，還是很有治癒的希望的。我記得當時是週五的下午 3 點多鐘預約，檢查完了以後，我的醫生說，她已經給我聯繫了手術醫生，他們馬上要下班了，雖然沒有預約，你可以現在去找你的手術醫生，她在那裡等你。

兩個診所相距大概 15 分鐘，我記得我就這麼懵懵懂懂地離開 oncologist 的診所，走了大約 15 分鐘，來到我的手術醫生的診所。到了癌症中心，我還沒有見過面的手術醫生已經在門口等我了，我也沒有預約，她還特意通知了前台做新病人登記的工作人員不要下班要等我，我到的時候診所里已經沒有其他病人了，就在那裡，我的手術醫生就和工作人員一起完成了我的信息登記錄入，並且開始給我把手術安排一項項排了出來。

我的整個診斷治療過程，就是這樣的兩天，我還沒有聽說過比這個更快的。然後根據我的手術安排，我接下來的週一就去做了 MRI 和 CT，然後我的乳癌手術就安排在了週二。這個從第一次檢查到完成手術，就四天時間，一切發生得太快了，我幾乎沒有什麼時間來反應，就已經發生了，結束了。

我做乳癌檢查的時候，已經算是第三期，並且已經蔓延到了淋巴，所以在我的頭腦剛開始糾結我還有多長時間存活的時候，實際上我的手術已經完成了，我的手術醫生說手術完成得很順利，我的癌症

能夠治好，雖然我的生活可能會有很大的變化。所以我的那種糾結其實並沒有延續多長時間。所以我的醫生相當於給了我一個定心丸，把我從「要死」的這個心態中解救出來了，也因為一切發生得太快了，所以我的生死糾結的心態也沒有延續太長時間，之後的很多時間就是開始定下心來進行治療了。

問：在確診乳癌之後，以及在乳癌治療過程中和治療之後，你的生活有什麼變化？

答：我當時也不知道生活會有什麼變化，我就問醫生，醫生首先說的是我的頭髮會掉。然後我記得我當時就開始哭了，但是我那時候想象掉頭髮好像是一件很可怕的事情。

可是醫生接著說，「頭髮會掉，但是也會再長出來。」所以我掉了幾滴眼淚之後，也就很快從掉頭髮的憂慮中走出來，開始和醫生討論接下來的治療方案了。一旦開始討論具體的治療方案，我們討論的內容就是一步步的具體步驟，我也沒有太多時間繼續糾結了，這時候人反而就變得理智了。

在我的經歷，當我得知自己的癌症接近三期並有淋巴蔓延的時候，我覺得就是前途一片黑暗，可是當醫生開始和我討論治療方案，並且有詳細的討論關於存活率的狀況時，比如當時醫生說像我這樣的狀況的存活率超過80%的時候，我當時覺得自己還是很有希望的。

說到生活的變化，在我治療的頭兩三年我大概去了超過 200 個預約，包括放療，常規檢查，化療，還有理療，基本上一個星期要有兩次看醫生和治療。所以你可以看到我的生活行程肯定有很多變化。

另外，可能是我生活的各種責任的優先級，包括我的整個家庭的優先級有很多調整吧。我有兩個孩子，以前都是孩子們優先。但是現在涉及到我的生命，自然我的健康不僅變成了我第一優先，甚至我先生也把我的健康放到了整個家庭的第一優先。

再就是我的心態變化很大，對金錢、事業都有一些新的認識。

　　我的心態基本上在初期就是發懵的，到了治療階段我就全心全意和醫生配合，盡可能地採用能夠提高存活率的各種手段進行治療，並且同時對抗各種治療的副作用。這是一個很費力也很難受的過程，這個過程中好像也沒有太多精力去想其他，基本上就是以「存活率」為中心了。下一個階段是在完成了治療之後，放療化療之後，還要吃藥，我不得不承認我的身體就沒有以前那麼健康，有很多以前能夠做的事情，現在就是沒有那個體能去完成，對我來說，這是一個需要重新探索和發掘的內容，比如我並不知道我是不是能夠走完一英里，或者是不是有體力拎起三公斤這樣細節瑣碎的事情，都要一點點地重新探索發現，一步步來，所以相當於一個重新認識和發展自己身體的過程。

　　心態的變化也是很有意思的過程，在最初的頻繁治療的過程中，我會經常有機會和醫生探討自己的病情和身體的變化，這樣還是在心裡有一個依靠的。到治療完成以後，就不能那麼頻繁地見到醫生了，這樣的依靠就少了很多，就是一個要依靠自己的過程，這個時間還是有一個失落感的。同時治療完成之後，我需要開始重新調整自己的生活狀態和自己的以及家庭的優先級別。在我不斷重新認識自己的身體的同時，也開始同時要調整自己的生活狀態，比如以前家裡依靠先生去照顧孩子們的，現在我也開始考慮自己在家庭生活中是不是要承擔一些力所能及的責任，比如是不是重新開始上班，是不是開始承擔更多的家務和照料孩子們的任務這一類。

　　我的醫生其實剛開始的時候還問過我是不是需要約心理醫生，我覺得我自己目標明確也沒有什麼可糾結的，不需要。可是到了治療結束之後，我感覺到這種需要，我好像有一種 PTSD 那種，任何身體上一丁點的變化，我都會和癌症關聯起來，很多焦慮和恐懼。我的醫生幫我介紹了心理醫生。看心理醫生這一段對我的幫助還是挺大的，除了和心理醫生討論病情，我們還討論了很多關於壓力的問題，比如工作上，子女教育，家庭關係以及夫妻關係等各個方面，甚至包括我

74

和父母的關係這些，你知道的，親密關係有時候也會有很大的壓力的。我的目的是為了減少這些壓力對我的身體的影響。

比如像我這樣的性格，以前就是打一個電話，我也要提前想好什麼時候打，打通了以後說什麼，怎麼說，我都要全盤考慮好了以後才去打這個電話，這樣的習慣，無形中也會形成一種壓力。所以經過和心理醫生的討論和交流之後，這些小事上積累的壓力就少了很多，用我先生的話來說，治療之後我的個性來說，是「脫胎換骨變成了另一個人。好像經過這些之後，我解決了這樣的心理壓力之後，反而各方面我覺得自己處理起來更加自如，也少了很多焦慮，我也更傾向於直接面對和表達自己的感受，自己放開了之後，反而很多事情都更加順暢了。所以我感覺到這個治療恢復到過程也是一個我重新塑造自己的過程。」

問：在治療過程中您如何處理和醫生的關係？

答：我這治療過程實在太快了，我和醫生之間已經沒有任何什麼太多糾結的，因為當時我的癌症的發展速度實在是快得嚇人，我從發現硬塊開始，每天都能感受到這個硬塊的增長，醫生當時確診的時候都已經六釐米了，然後醫生認為我必須最快的時間開始化療，不然有可能在一個星期之後，就會從三期轉變到四期，所以整個過程大家都以在可能的情況下最快速度在進行，我完全沒有機會考慮，我需要找其他的建議或者意見，然後就直接開始手術治療了。我是十分相信和依靠我的醫生，我心裡也是很慌亂的，醫生也給我很大和信任和依靠，醫生真的做了很多額外的努力為了我的治療，我真的十分感激醫生們對我的關懷。

而且當時我也瞭解了一些，我的乳癌，整體上來說也不是什麼疑難雜症，都有一個標準的治療方案，我的醫生的團隊，給我的幫助和服務都是十分優秀的，所以我也沒有什麼太多猶豫的。想一想我前一個週四第一次 OB 檢查，到下一個週二就進行手術，到週四就開始化

療了，所以，我也沒有什麼太多時間去考慮這些的問題。

還有就是 Christina 對我來說好像一個很好的參照。她是我見到的第一個經過了癌症治療之後還看著很健康正常的女性，所以和她聊天，看到她的狀況，我也好像更多了信心。因為我確診之後，接觸的其他病友都和我差不多狀況，要麼剛確診，還很焦慮糾結，要麼就是正在治療，掉頭髮呀各種副作用呀，看到一個經歷和治療然後恢復健康平常生活的人，對我來說還是十分鼓舞人心的。我開始化療的第一個星期就有機會遇到了 Christina，這個給我的心理也帶來了很多安慰和鼓舞。所以她當時告訴我她已經乳癌十年了，而且她和我年齡，背景各方面差不多，讓我對自己未來的生活還是有很多期望的。雖然我才剛開始化療，還在對抗和適應各種治療的副作用。

醫生也和我說了不少，但是我心底里會覺得醫生是在安慰我，所以看到一個活生生的例子，我還在治療過程中，就覺得有一個這樣的新希望，所以有開心俱樂部這樣的組織，對我的幫助是很重要的。

不過有意思的事情，當時 Christina 給我介紹新希望和開心俱樂部，建議我參加那裡的活動，然後她後來找我跟蹤回訪，問我有沒有參加那裡的活動，我跟她說我去了，可是實在沒有待下去，不到十分鐘就離開了。因為很不湊巧，我剛開始化療不久，各種副作用，其實有時候真的很大，時時能感受到死亡就在我的旁邊。然後那一次的活動我去的時候，正在討論關於臨終關懷的問題，我當時就幾乎要崩潰了，我先生陪我去的，我跟他說我不能在這個時候聽這些，所以在那裡不到十分鐘，我們就離開了。在那個時候，希望對我來說實在太重要了。

問：你有沒有什麼輔助治療和其他的治療方法？
答：其實在我的治療過程中，醫生也是不斷給我調整藥物。記得有一個藥物，我已經用了好幾個星期了，然後我的醫生告訴我有一個新的藥物，年底剛被批准了，針對我的病情，應該能夠提高我的存活

率，她說要去給我申請。我感覺我的醫生對於治療的新的藥物和方法，其實還是很關注的，所以我更多的是和醫生經常交流，以存活率為中心去不斷一起調整我們的治療方法。我的醫生很積極主動地關注跟蹤我的病情，即使我的手術那麼快，手術的方案也是經過了好幾次調整。在手術前一天晚上，我的手術醫生還在給我打電話，說他們討論我的手術方案好多次，最後也還是決定要重新調整，未來更高的存活率，我們最後相當於選擇了一個更積極的治療方案，因為我的癌症在淋巴上的蔓延都超過了兩釐米了。

問：在治療過程中您遇到了什麼比較大的挑戰？你如何應對這些挑戰？

答：放療化療估計是整個過程中最困難的，尤其是化療。因為當時我開始化療的反應還沒有那麼嚴重，所以我一般放在週五下午。你知道化療當天反應可能沒那麼快，我於是決定去外面餐廳吃飯，估計當時食物有些油膩，然後在車上又開始有點兒暈車，之後我就在車上開始吐得天翻地覆的。一旦開始吐就控制不住了，吐了好幾個小時，而且醫生也先前開了不同層級的止吐藥，我就一級一級地往上升，從一級到二級，三級，每一次吃完就連著藥一起吐出來，於是我就打電話給值班醫生，醫生很快給我回電話，說如果吃藥也還是吐的話，就讓我把三級止吐藥直接含在舌頭下面，我就照著醫生說的做，很快就人事不省了。估計這個止吐藥有強效鎮靜的作用，睡了一覺之後，才恢復了。

這個經歷讓我開始重新學習認識自己的身體，我不能用以前的情況來看待自己，比如以前沒那麼暈車，現在可能不一樣了，以前對油膩食物也沒有這麼大的反應。所以前一段時間我和先生一起去爬Mission Peak，他一直問我為什麼那麼緊張，我說我生病之後從來沒有爬過這麼高的山，我其實並不知道自己的身體是不是還能承受，我不知道自己是不是還能像以前一樣，不知道自己是不是能夠從山上

下來。但是這一次爬山回來之後，我就瞭解了我的這個新的身體的極限。以前我能夠走五個小時的，現在可能我沒有辦法完成同樣的任務，我也只能接受這樣的新的自己，然後逐漸調整和重新認識自己，這樣才能對自己的日常活動重新設置自己和家人朋友的期望值。

問：看到你的這個治療和預後過程中一直保持著一個積極的健康的心態，你是如何能夠調整自己的心理的？有什麼對你的幫助比較大？

答：第一個我覺得就是希望吧，醫生和周圍的朋友給我的希望是能夠讓我堅持的最大的心理支撐。

從本質上來說，我其實是一個悲觀主義者，我一般都會從最壞的方面來考慮，把最壞的都考慮到了，其他的相對就好面對了。剛開始兩個月，除了治療，我基本就在家裡呆著面對治療。我一點點地感受到自己身體變得更虛弱，頭髮也特別明顯地掉了，我挺難面對的。我都開始幻想如果我沒了，我家先生會娶一個什麼樣的妻子，她會如何照顧我的孩子們。而且那一段時間經常呆在家裡，看到電視或者手機上看到什麼相關的內容，就會自然聯想到自己，所以我就沒法看那些電視里有人生病的情節，如果任何有人有癌症的時候，我就覺得自己都要崩潰了。我覺得自己這樣都快不行了。我覺得還是要找一點兒事情，於是我就去找了我的經理，我因為需要化療，每三週一次，所以我和經理商量每三個星期休息一周，這樣我化療的那周我會適當休息，然後接下來兩周就去公司做一些力所能及的工作，然後這樣把自己從個人病情過度關注中拔出來。當然這是我的個人情況，因為好像除了工作和家庭，我也沒有什麼其他的業餘愛好或者覺得自己除了工作和家庭之外一定要做的事情，如果有個人愛好或者自己的理想，去做那些事情也許更好，可是在我當時的狀況，我覺得能得到經理和同事的理解，回到自己的工作崗位，還是給我很大的幫助的。

這個工作佔據了我的很多時間，這樣大量減少了我用來胡思亂

想的時間，同時同事和經理能夠對我足夠理解和包容，所以也沒有給我更大的壓力。我開始這樣上班，讓我感覺我還可以像一個正常人一樣生活，這樣的習慣也增加了我對未來的希望。患病了以後接觸的人大部分是醫護人員和病友，所以重新回到工作環境，也讓我更多地接觸一些其他的人群，更多回到一個正常的普通人的生活，而不是一個病人的狀態。

我是一個軟件工程師，對我來說，寫程序實際上是一個讓我清醒和平靜的事情，好像沉浸在寫程序改代碼的時候，我的精力其實幾乎全部都在程序代碼的邏輯中，全心投入到這個邏輯中去思考，是一個讓我從生病的焦慮和恐懼中擺脫的一個很好的方式。這種感覺對我來說就是一種對疾病的逃離。有時候到公司去一趟，遇到很多沒有生病的人，討論一些除了癌症和治療之外的話題，更多讓我還能感覺自己還是一個正常的人，這樣還可以更多給我一些能量能夠更好地應對接下來的治療。

問：你是否參與什麼互助組織？

答：凱撒醫療中心的社工其實對我的幫助也很大。因為我有很多書面的材料要寫，我的工作時間安排，涉及到保險福利都有很多表格要填，我的社工會一邊協助我填寫這些材料，一邊和我聊天，這樣也對我一方面是技術上的幫助，同時也是一個心理的幫助，尤其是每次化療的時候，如果一個人去化療的話，好幾個小時，其實挺難捱的。現在有一個人一直陪在旁邊，也能聊一些和病情沒有關係的事情，哪怕就是天氣環境這樣的日常話題，也能讓我暫時從疾病中抽離一小會兒。

再就是參加開心俱樂部的時候，我會也參加一些這樣的分享活動。不過我一直認為「要先支持自己」，因為在治療的時候，我是沒有辦法聽人家向我傾訴關於疾病的情況的，別人分享還的時候她們能挺住，我自己就先崩潰了。這一點不得不承認有的人的心理承受能

力就是更強一些。但是聽別人分享一些很有希望的例子，還是很受啓發的。我們開心俱樂部有一個所有人的偶像郎媽媽，我們在開心俱樂部還給她慶祝了九十歲的生日，想一想有人得了同樣的病，還能夠活到九十歲，還是給人很多鼓舞和激勵的。她真的是我們開心俱樂部的所有人的精神支柱。像這樣的激勵，而且每一次見到郎媽媽，都可以看到她穿得十分有風格，一點兒都不因為自己的年齡和疾病，降低自己對生活品質的要求，這真的是太給人鼓舞了。

問：在你手術治療之後，你的生活方式和習慣有什麼大變化？

答：事實上生活習慣在治療之後，尤其到生活回歸軌道之後，就很容易就恢復到和以前接近的模式了。但是，因為生了一場大病，所以我心裡還是有一根弦時刻提醒自己，比如要多運動，要注意休息少熬夜，要飲食清淡少吃油膩，經過一場疾病的培訓和洗禮，即使不能完全改變或者按照標準去執行，或多或少都會有一些不自覺的改變。治療剛結束那幾年我就會嚴格執行一些良好的健康的生活習慣，但是隨著時間過去了，現在也沒有以前那麼嚴格了。

問：在治療中有什麼特別出乎意料的狀況？

答：在放療化療的過程中，我換了療效更好的藥以後，我的血小板一度降到了低於安全的範圍，醫生說這樣的狀況再繼續做這樣的治療已經不安全了，可能還是等血小板回歸稍微安全的範圍，才能繼續用藥。這樣反復好幾次，最後實在是這個藥物對我的身體安全有了危害，不得已才又換回原來的藥，雖然療效落後一些，但是至少還在我的身體能夠承受的範圍。這個中間，每個人對於靶向藥物的身體反應是不一樣的，同一個人在不同時間的反應也可能有差異，這個很難預料，只能一邊治療一邊調整。所以相比而言，我的靶向治療的時間，因為藥物的挑戰，身體的反應，可能比其他癌友要長很多，我都差不多一年八個月才完成靶向治療，在治療期間的這些反應，其實相

比大部分癌友還是比較少見的。

可是，我是這樣想的，每一個的身體是不一樣的，我們自然會有不同的反應，比如，往好里說，我在化療的時候，很多癌友都嘔吐得無法忍受，可是我相對來說就很少出現嘔吐的狀況，雖然也有一次，去餐廳吃飯的時候也吐得一塌糊塗。

另一個我可以用來調整自己的事，我覺得我還是十分幸運的，我的乳癌類型是三陽型，這種類型的乳癌對現存的很多治療藥物都是陽性反應，所以可以用來治療的藥物相對還是挺多的，所以還可以針對自己的病情和身體狀況不停地嘗試用不同的藥。可是每一種藥都有不同的副作用，這些副作用有時候明顯，有時候不太明顯，都需要自己去調整。不過積極地想，只要還有藥可用來有目標地控制癌症，其實相比很多人已經算是幸運了。

很感謝賈暢那個時候和我分享她的治療經歷和體驗，那時候我才知道她的乳癌類型是三陰，也就是說在當時的靶向治療其實是沒有藥物能夠起作用的，所以治療到了一定的階段，醫生跟她說，醫生能做到治療方式已經全部用完了，剩下的路，要靠她自己去探索了。所以在這樣沒有指引的抗癌路上，中藥，氣功，各種各樣的能想到的方法，她也只能自己去一一嘗試，也沒有一個可以預見的效果。所以，有了這樣的榜樣在身邊，看到她能夠如此健康開心地生活，我覺得我還是可以忍受，還是可以接受我自己的這些狀況。因為我們的最終目的就是一個存活率，如果這樣的調整和短期的困難，這些藥物產生的傷害和副作用，如果能夠讓我起到長期的更好的效果，我覺得還是值得的。

問：對於復發的擔憂你是如何處理的？

答：復發的焦慮其實在治療結束之後一直都有，而且越來越嚴重。我在診斷和治療的過程中並沒有看心理醫生，可是治療結束以後，我就不得不找心理醫生了。經過和心理醫生一段交流以後，我開

始意識到，我能從心理醫生那裡學到的就是學會去想一些自己能控制的可以想的事情，對於那些自己想再多也無濟於事甚至會有副作用的那些事情，就要學會不去想，甚至最好遺忘它。比如癌症的復發，這樣的事情，就和 covid 的疫情爆發一樣，我們想再多也沒有什麼用。而且，因為思慮過多造成的焦慮狀態，反而會成為復發的一種催化劑，這樣的焦慮也不能改變任何狀況，也不能阻止復發。所以，還不如不想，這不是豁達，真的就是事實。

所以這一段時間的心理治療，我學會了不去想那些我不能控制的事情的技巧和能力，同時，我開始接受自己，不再要求自己是一個我想象中的那個完美的人，學會接受我的現狀，我知道在我願意承擔的範圍內，我能接受的生活狀況和壓力在什麼樣的範圍，這樣我會有意識地減少一些生活中的壓力。這樣可能讓周圍的人可能覺得我的財務或者職業發展的目標設置不夠高，但是我更加清晰地瞭解我自己身體和生活的承受範圍。

問：你覺得在你的個性中哪些特質能夠讓你順利與乳癌堅持抗爭？

答：醫生有時也說，我是一個比較積極的人，雖然我也有很負面消極的一面。我們來自獨生子女的家庭，讓我們性格有一些獨生子女這一代特有的一些比較消極的東西。但是，我可能算是對自己的心理承受能力有了一個瞭解，我就盡量學會讓自己積極地去面對生活中的各種挑戰，盡量避開生活中可能遇到的負面情緒的影響。比如很多負面的新聞，我就盡量少看；或者，像賈暢那樣能夠面對處在臨終關懷中的癌友，我明白我自己是沒有這個心理能力去做這樣的事，我也就不勉強自己了。我瞭解在我這個階段，我的正能量只足矣支撐我面對癌症的挑戰，調整自己的心態，面對自己的生活。當我感覺到自己的正能量不足的時候，我就會有意識地讓自己調整思路，聚焦那些能夠讓自己內心平和的事情。我只有在足夠瞭解自己以後才知道我自

己能夠幹什麼，不能夠幹什麼。

其實在看完心理醫生之後，我先生都和我提到，剛覺到我的巨大的正向變化，慢慢地，他也開始瞭解到心理健康的重要性和良好的心理狀態帶來的益處，後來他也開始有意識地在一些時候去尋求心理醫生的幫助。

我感覺我看心理醫生的這個過程，我感覺就是像一個剝洋蔥的過程，我原來是一層層包裹起來的，通過心理醫生的引導，一點一滴地在深層次的瞭解自己，讓自己真正一層一層地瞭解我真正在乎的是什麼，當我對自己最核心的價值觀有了瞭解之後，我在從打開的洋蔥最裡層一點點在重新構建我做事的方式和方法，可以說，這個癌症治療之後的心理治療，就是一個我在癌症治療之後重建自我的一個過程，當我們家庭都認識到我的這些變化以後，我的先生也開始和心理醫生一起去更好的瞭解自己。這個過程對我來說，也算是一個讓我們能夠在經歷和癌症治療之後還能如何開心平和的一個重要因素吧。

這樣的心理的過程，讓我有了一個認識，現在我可以很自信地說，我開始足夠瞭解自己，這樣我可以把我以前自己從社會和環境對自己要求所產生的價值觀，內化成我自己從自我內心認可的價值觀，並把這些價值觀通過我自己的生活的各個方面大膽地展示出來，這樣我的生活不僅有了明確的目標，而且這些目標之間的優先級別對我來說也特別清晰，我覺得我就減少了很多不必要的內耗，沒有那麼多焦慮和不滿意，對自己的生活狀態也變得淡定，平和，有了更多信心。

問：你有什麼樣的支持輔助系統幫助你面對癌症的治療和與癌共存的生活？

答：我覺得治療的原則，在家裡和醫生要一致。我們還是要正視乳房對家庭生活還是有很大的影響的。這樣的時候，如果在乳癌早

期，還是可以通過治療採用更保守一些的辦法，可是如果是後面的二期三期，家裡和醫生還是好就治療的原則達成一致。比如對我來說，這樣的乳癌類型發展比較快，也比較晚一些，那麼我們就都一致同意，存活率是我們在治療中的最高標準。可是，想一想如果我有一個傷疤在這樣敏感的地方，我還是要感謝我先生，他不斷地告訴我在這個階段，這樣的傷疤不是事兒，能夠活下去才是重要的。正是因為他的明確，讓我少了很多在這方面的內耗，能夠把有限的精力全心全意用到對抗癌症的治療中。

而且，在治療的過程中，自然家裡的家務負擔就會發生轉移，不論照料孩子，料理家務，還是家裡的財務負擔這些，對家庭都是一個挑戰。我還是要感謝我的先生在這個時候能夠迅速地調整自己的生活狀態，全身心地投入到這些事情當中，讓我在治療的階段不用去擔心其他的事情，而是全心關注我的治療。這樣的一個家庭支持，對我有不可估量的作用。因為我看到周圍有其他類似情況的家庭，因為各種原因不能有這樣全部的支持，所以癌友們就會面對更多的困難，那樣的過程會難受很多，可能她們就更需要一些社會機構的幫助。

而且，我周圍還有像開心俱樂部這樣的組織，我們遇到任何困難，看到有和自己處在同樣的處境，或者有人經歷過同樣的處境還能夠繼續健康開心地正常生活，這樣的環境，大家可以有共同的話題，任何類似的問題都會有親身經歷過的體驗分享，有醫療資源的分享，各種相關的內容，一個最簡單的例子，我們最放療都會掉頭髮，這對癌友來說還是一個很考驗人心的事情，可是在開心俱樂部，在治療開始之前，大家就都把各種應對掉頭和光頭的各種方案擺在面前給我，這對我來說真是一個極大的激勵和溫暖。好像大部分我在癌症治療過程中會遇到的問題，都是通過癌友的分享提前有了心理的預期。

很多時候，面對未知的困難，那種不確定性是十分可怕的，可是即使乳癌這樣的困境，如果，已經預見到大部分我會在這個過程中遇到什麼樣的問題，並且每一個問題都有現有的免費的解決方案擺在

我們面前，我們只要去按照已有的解決方案去做，這就使癌症的治療中的那種忐忑不安減少了很多，也讓我更堅定了自己能夠戰勝它的信心。

問：基於你的經歷，如果有新診斷出來的癌友，你有什麼建議？

答：第一我覺得還是要堅定自己戰勝乳癌的信心。還有要和醫生，家庭的支持，形成一個同心的隊伍，這個隊伍中大家要都共同面對治療的目標和治療的過程，都要有一個共同的信任的團體，這樣會減少很多不必要的拉扯。

我的醫生很有意思，因為我是工程師，在我的手術之前，我的醫生給了我一個應對我的這個病例的流程圖，在每一個流程中的各種目標以及相應的目標的所需要承受的利弊權衡。即使是現在對乳癌的治療進步了很多，但是對任何一個病例都沒有一個十全十美的治療方案，都是在自己確定的一個目標下的利益權衡，這種權衡的標準，如何能讓醫生，病人和家屬達成一致，會在治療過程中減少很多麻煩。

我記得在我分享我的經歷給其他新診斷的癌友的時候，有一個癌友問了我，說「你覺得我還能過回到過去的樣子嗎？」我的回答是：「我不能回到過去，也沒有辦法回到過去。即使經歷了這一場乳癌的考驗，我沒有垮，而且我現在覺得通過我自己的調整，除了身體有一些變化，我感覺我的生活比以前更好了，也更讓我滿意了。即使我們沒有患病，我們也不可能回到以前了。我們的日子一天天的，慢慢地在通往衰老的路上，都是在一天天的變化，但只要我們有心，都能發現在我們逐漸衰老的旅程中，有一些東西其實也在不斷豐富我們，讓我們天天變好，一天天更加喜歡這個不斷成長的自己。」

在這個過程後，要真心感謝開心俱樂部，有人提供各種醫療，資訊，也看到有時候那些需要幫助的人也能得到交通，飲食，醫藥等各方面的幫助。還有在我比較低落的時候成為我的樹洞，和我共情，真

的是給我一個溫暖的舒適的環境，真的像一個癌友們的大家庭。

　　開心俱樂部的一個特別特殊的地方，這裡是一個華語的癌友大家庭，在加州，我們一般去看醫生，在治療的過程中，我們一般也是用英文，雖然，醫生也是溫暖的包容的，但是，能夠有一個有共同文化背景，共同的生活經歷，能夠在你各種敏感的時候提供華人更多的包容和愛護，這樣的一個溫暖有愛的大家庭，好像是我們的一個靈魂的港灣。

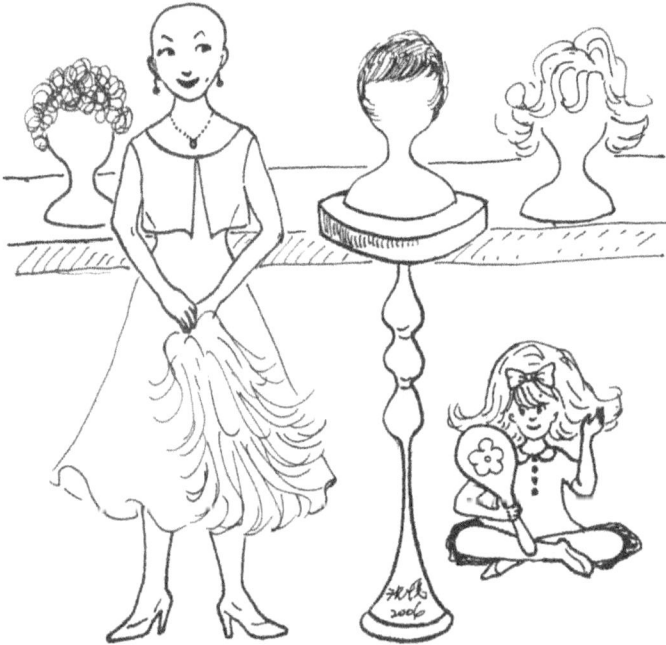

"今晚我當誰？ 雪兒？ 還是小甜甜？ 也許當瑪丹娜更好。"
"Who should I be tonight? Cher? Britney Spears? Or, better yet, Madonna".

第十章

訪談錄——朱彥英

我是朱彥英。1983 年與孩子移民來美與父母兄妹們團聚，開始在舊金山灣區和家人一起工作生活。1993 年檢測出乳癌，折騰了近一年才再工作，選擇的工作是寧可忙也不接受壓力過重。

隨著年紀漸長工作之餘也開始享受兒孫樂，如今孫子己工作，當我有事他會在下班後過來幫我處理，出遠門孫子女皆是我的司機。

退休後反而有時間興趣種些花果，Covid 期間不能外出規模漸擴大，每年二月起育苗，前後院全種滿了瓜果蔬菜，我十分享受這農婦生活，採收的成果除了家人吃外還可和朋友們分享很是滿足。

現在回頭看我這乳癌患者己渡過了快樂的三十幾年，幾乎讓我忘了我是名乳癌倖存者！

01/19/2024

問：Dale 姐姐好，很開心今天能夠有機會和您在一起做這個訪談。您知道，我們這個訪談是為了開心俱樂部三十週年的紀念準備一些材料，我們會把這些材料，收集整理成為一本反映開心俱樂部三十年的一個紀念性的冊子，來展現開心俱樂部的歷史，傳承，我們開心俱樂部的主要精神力量和一個比較有代表性的人，我們如何在一起對抗癌症，相互關心支持，以及我們如何尋找力量作為癌友一起開心生活的。在這樣的背景下，請您來用您的經歷，來回答一些我們提出的關於您的抗癌歷程中的一些問題，你看這樣可以嗎？

答：當然。

問：首先您可以給我們談談您最先被診斷出乳癌的感受嗎？

答：現在談起這些對我來說已經成為笑談人生的一段生活經歷。可是那時得乳癌的人在生活周圍並不多也不知道有誰得過，我自然就會很驚異，為什麼這樣的厄運會落到了我的頭上，為什麼是我？

我是單親帶著兩個孩子，老大高中，老二初中。一想到癌症不可避免地就和死亡聯繫起來，因為我童年住在眷村有二十多戶人家，有兩個大門進出，門口住著警衛一家，他因胃潰做手術，可是打了麻藥手術後就沒醒過來。這樣的經歷印象深刻，讓我對做手術有一種本能的畏懼，所以當我診斷乳癌之後非常害怕，好在我的家人都在身邊支持陪伴我。

45 歲那年我剛在 Cupertino 買了房子，有一次晚上去倒水，在房門口不小心乳房撞到了門框非常痛，隔了幾天疼痛漸減但腫塊卻變大，於是我約了醫生檢查。醫生表示需做 mammogram 確定，結果出來是惡性的腫瘤。為了確認又給我做 biopsy，雖然事前醫生已先解釋若抽出的血液有血塊可能就是 cancer，在做 biopsy 的時候看到抽出很多血塊我心裡就有數了，但我還是要等第二天醫院的正式化驗結果。

第二天週五上班時接到醫生的電話確定是乳癌並安排手術時間等事項，當我很平靜地把電話掛了，我老闆在旁聽到却緊張的要我回家休息準備，我仍很堅強的照常上班不肯早退。週末我帶兒女去照相館除了合照外每人都有一張獨照，我心想或許我的獨照可用做遺照。

早期癌症治療就是乳房全割除，摘除了十個淋巴結，手術後化療藥物就是 CMF。在我確診乳癌之後，我妹妹就經常提醒周邊朋友去做 mammogram，萬致昆姐姐的妹妹也是其中之一，也因如此在手術後萬姐姐和她妹妹相約來看我。

問：請問在當時，在乳癌確診之後，在我們華人圈子里是不是大家都不會分享這樣的消息？

答：90 年代乳癌知識不普及，即使檢查出確診却也無處可詢問，討論，和求助，乳癌及治療過程除了家人幾乎也沒有人知道，甚至也不願讓人知道，感謝萬姐姐和我分享了她的經歷。不但如此萬姐姐還陪我一起和我的 oncologist 醫生討論我的手術和治療方案，當時我對這個疾病和治療一無所知，問題也無從問起，萬姐姐以她的經驗幫我把在治療方案中很多想像不到的問題與醫生一一溝通解釋討論了一個多小時，醫生耐心的回答也讓我對這個治療方案的步驟和預期有了一個瞭解。

自萬姐姐出現後我知道有一位與自己有同樣的情況但已走過來的人陪著你，提醒你，真的是一件十分讓人安心且讓我減少了很多焦慮的事。比如和醫生討論打針的時候，我就已經能知道在打針之後一般 21 天頭髮會全部掉光。當發生時我也不吃驚。

早期不論你是哪一種類型或哪一期的乳癌，乳房全切術和化療 CMF 都是標準的治療方法，正如醫生告知在第 20 天我頭髮先是一點點地掉，到了第二天，就整塊整塊地全掉光。取出的 tumor 做化驗，oncologist 醫生根據病理檢查報告（pathology report）癌細胞種類討論我的治療步驟和方法。

問：在治療過程中您有哪些比較大的挑戰或者困難？

答：我治療用的藥 CMF 顏色鮮紅又叫「小紅莓」需要放在冰箱裡，在準備治療的過程中，護士會讓我坐在一個舒服的躺椅上，用厚厚的毛毯裹著我，從冰箱拿出裝在又粗又長針管裡的藥並坐在我椅邊的小椅子一點點慢慢注入到我右手臂的血管裡，這樣的過程一般需要二小時，凍到我全身發寒。

每次打針前後都要驗血確定白血球的安全數量才能打下一針。我記得第一次打完針我的白血球就下降到一千多，渾身都是軟弱無力的，回到家裡去衛生間腿一發軟就跌倒了，孩子在廚房做飯，抽油煙機開著沒有聽到我的動靜，直到我妹妹吃完晚飯帶著媽媽到家裡

看我，在我的房間沒見到我，才發現我昏倒在衛生間裡。

　　像這樣的針總共要打四次，每一次都要先驗血確認安全了才能接著打下一針，我基本上要隔一個月甚至一個半月才能恢復去打下一針。因還沒有提升白血球的針可以打只能靠自己慢慢恢復，所以這四針我差不多用了半年的時間。

　　問：開始治療之後您有什麼生理或者心理的變化比較難以調整的？

　　答：剛開始我都不敢照鏡子看傷口因為不敢面對，幾位好朋友送我一些雜誌，佛書和一些 CD，那些內容對我十分有啓發性，它讓我開始面對現實，思考我為什麼會得乳癌？

　　乳癌確診後在醫院手術前後每當見不同醫生護士他們都會問我同樣三個問題：有沒有墮胎，有沒有吃避孕藥，有沒有餵奶。我不禁懷疑這些問題和乳癌的關係，但他們皆否認是 undertable 的問題。當我去找「為什麼是我」的答案，它能轉移我對自己病情的注意力，讓我開始重新審視自己的生活和行為方式，重新認識在我生活中哪些才是真正重要的，哪些對我也沒有那麼重要的意義了。

　　治療期間住在附近或上班的慈濟朋友們，經常聯繫我，貼心地把食物放在門口按了門鈴就離開，或帶著為我準備的素食一起吃午餐，也有好些朋友輪流來陪伴我，朋友們的關心對病中的我十分重要。結束治療後，我和幾位朋友開始學習佛法，同時經過醫生的簽字，同意體弱的我可以接受美國癌症協會訓練從事探訪癌症病人的工作。我發現當我把注意力從自己的「悲慘」遭遇轉向，走到外面的世界和他人的時候，我反而更加心平氣合地接受我所經歷過的。

　　治療結束後我重新找工作，沒想到求職的過程十分順利。當時招聘人員通知去面試，我因嫌稍遠不想去。但對方告知是 Stanford，我就去。沒想到面試完了，她指著一張空桌位告訴我下午就可以開始工作了，我因為下午有事，第二天才去上班。我真的很幸運，能夠這麼順利地解決當時最大的問題：醫療保險。生病後找工作的原則是工

作壓力不能太大，即使後來我去了 CISCO，老闆多次想讓我去做管理職務，我知道我的身體不允許我承受更多的壓力，我選擇自己可以接受的崗位，而不是和自己的身體較勁兒。

至於生活習慣最大的變化是飲食：多吃白肉少吃紅肉，停止吃醃制食物。同時也不再勉強自己把不愉快的事物吞下，然後背地裡難受掉眼淚而是找好友吐嘈發泄掉。

早期我們能接收到的各種乳癌資訊其實相對有限，這些健康生活的習慣和指導大部分資訊也只能從醫生那裡得來，我的醫生是第四代的華人，他對我們華人的飲食生活也沒有那麼多的瞭解，所以很多時候還是需要自己一點點地摸索。有一段時間我就開始嘗試素食，雖然只是簡單的一段時間，我發現我的精神狀態其實還滿好的，我覺得這是我身體需要的，從那以後我就開始十年食素的生活了。

問：在乳癌的治療及其之後的時間，您有沒有什麼特別意外的或者接受不了的狀況？您是如何面對這些狀況的？

答：因為罹患乳癌本身在當時對我來說，就是生死攸關的事情，所以在這以後，基本上就沒有什麼事情能夠讓我覺得更驚訝或者出乎我的意料的，事情也容易面對了。比如說，今天我的錢包丟了，或者和誰有了什麼爭執，我本身不是一個能夠對事情有什麼特別快速的反應的人，我需要一點時間去消化這些事情。以前我會覺得這是一個缺點，為什麼我不能反應很快？為什麼和人爭吵我都是不能懟人的，都是被懟的那一個？不過現在我倒是認為這是我的優點，這樣不管我說什麼話做什麼事情，都會經過一段時間的消化之後才說出來或做出來的，這樣我會少造很多口孽，少做很多我會後悔的事情。雖然看上去我反應慢一些，吃一點兒表面上的虧，實際上我覺得這是一件好事情。

身體復元後我也進入慈濟做義工，不久華人癌症分會成立急需找癌友做義工，尤其是乳癌義工，於是我就經由慈濟到華人癌症分會

做第一位癌友義工了。那時我已經完成美國癌症協會的「邁向康復」的義工培訓並己開始照協会給我的名單去探訪病人，所以我很快就也開始探訪華人乳癌的病人。

問：當時那個時候，您覺得社會上對乳癌幸存者有什麼特別的看法嗎？

答：當確診出乳癌每人都會害怕和不安，有些人生病是不想讓人知道，但大多數人像我一樣藉由癌友義工的探訪講解回答問題起了很好的安撫作用。作為一個乳癌幸存者，我的經歷就是他們將走的路，而他們的感受我都有過。我不怕別人知道我得過乳癌，我要讓癌友知道生病只是告诉你要注意和多愛護自己。如今我站在癌友面前是健康快樂的，癌友們做完治療也會的。

問：那麼在乳癌治療之後，您有沒有擔心過復發的問題呢？

答：這是每一個乳癌幸存者都必須隨時面對的問題。我認為能做的就儘量去做，去避免復發就好了。會不會復發這不是我能夠控制和決定的，若它真的來了也只能面對它，焦慮擔憂其實沒有什麼意義。我相信「心想事成」。你要是總是掛念著它，那說不定它反而要來，如果你不去想它，只是把精力放在自己想要去做的事情上，反而會輕鬆很多。我以前常常對其他癌友說這樣的話，希望大家把自己不能控制的事情放在一邊，把自己該做的事情做好，其他的只能順其自然了，不要去想那麼多，那這樣的問題就不成為問題了，自然就不能干擾我們了。

問：您覺得您個人的性格特點中有什麼在您對抗乳癌過程中最有幫助的？

答：當時受訓的華人乳癌義工我是頭一位，美國華人癌症協會給我很多機會去面對其他的癌友，不論是剛診斷出來的，還是正在治療中的癌友。一般每星期都會有新癌友，每一個我探訪的癌友，基本上

從接到案件開始到完成治療大約半年到一年時間，與他們保持聯絡，幫助鼓勵他們面對乳癌，除了初次去探訪見面外，也經常在電話中陪他們一起渡過治療時段。所以每次通話時間都會很長，因為我是一個乳癌幸存者，她們心理上的掙扎矛盾，生理上的疼痛和不適應我都經歷過感同身受，所以癌友更能接受我的安慰勝於自己的親人。

1994 年我和萬致昆，韓慧英請到得過或正在治療的乳癌患者共十幾位在韓慧英家聚會，並成立了開心俱樂部，後來因我探訪了不少乳癌患者，她們也都願加入，所以以後聚會在我家進行。

在探訪過程中難免會有癌友離世，我陪著她們走了這麼長的抗癌路，她們的離開令我十分難受傷感，同時情緒也被拉下來。當我感覺能量低時，很怕接其她癌友的電話，因她們需接收我的正能量，我必須儘快提升我的正能量去面對她們。

問：您有沒有什麼其他的輔助性的替代性的療法？

答：目前的癌症治療都是西醫，我的醫生告訴我在治療的過程中盡量不要吃中藥。主要是不知道中藥裡某些成份會不會影響已有的治療效果。我當時有一位有中醫背景的醫生，在洛杉磯腫瘤中心做研究，於是我就通過朋友找到他給我開中藥。因為他有中醫和西醫的雙重背景，每一次我做完治療，我用的藥和劑量，各種檢驗報告都必須給他，他才會給我開他認為合適我當前狀況的中藥。我感覺那些藥物對我是有幫助的，醫生給我的止痛藥和防嘔吐藥我都不需要。

問：如果面對一個新診斷出乳癌的癌友，您有什麼好的建議？

答：乳癌是所有癌症中美國投入最多經費和時間研究的一種癌症；也是治療率最高的病症。現在科學發展這麼先進了，有很多治療方法也有很多藥物可以用，所以不要太有壓力，它來了就從容看待它就好了。這個心理的調整比治療本身更重要。

問：作為開心俱樂部的創始人之一，您能夠講一講當時您創建開

心俱樂部的想法嗎?

答: 基本上萬致昆姐姐靠著自己的經驗, 在俱樂部成立之前就有了很多探索, 我們當時也在美國癌症協會做一些義工, 萬姐姐給我們分享了很多關於乳癌的知識。後來韓慧英被診斷有乳癌之後, 當時十分低落, 十分煎熬, 經常整夜不能睡覺。那個時候關於乳癌的信息和知識也少, 也沒有現在這樣發達的網絡信息, 這樣通過同事朋友的關心, 萬姐姐聯繫上了韓慧英。當時我也還在癌症的治療過程之中, 其實還是很辛苦的, 那時候, 通過慈濟的朋友關係, 又因為大家都有同樣的經歷, 想著約在一起吃吃飯聊聊天, 這樣也可以寬解一下。記得到了約好的那一天, 我因為剛打了針, 還比較弱, 不太能開車, 就和萬姐姐說了這個情況。萬姐姐就開車帶著我一起去見韓慧英, 那個時候我去看她, 我正在化療之中, 頭髮都掉了。然後就戴了一個絲質的帽子, 當時她見到我戴著帽子, 就問我, 我就取下帽子, 她看到我的光頭, 當時就哭得一塌糊塗。她還是很愛美的, 很難接受自己會是這個光頭的樣子。

我們當時都勸她, 說頭髮掉了, 還會長出來的。當時我們三個人都覺得, 在面對乳癌的時候, 有這樣一個有共同經歷和感受的朋友能夠在一起分享資訊, 分享情緒, 相互幫扶真的是太有必要了。後來韓慧英有瞭解到還有其他的癌友姐妹也處在同樣的境況中, 於是大家就聯繫起來, 說我們成立一個這樣的組織, 大家可以經常約在一起探討交流, 彼此安撫解壓。記得剛開始我們就有不到十個人, 會約在韓慧英家裡, 大家一起喝茶聊天。後來等到 11 月份的時候, 我們正式成立了開心俱樂部。後來記得有一段時間聚會地點在我家的時候, 開心俱樂部約在一起的已經有三四十位癌友了。而且那個時候我在美國癌症協會做義工, 我是第一個華人去接受他們的義工培訓的, 通過做義工的過程, 在那裡接觸到的華人姐妹就慢慢走到了一起, 所以俱樂部的成員就越來越多了。

最早開心俱樂部在美國乳癌協會, 有乳癌經歷的義工特別少, 我

算是第一接受培訓者，這樣作為乳癌幸存者和正在或者即將進行乳癌治療的癌友們交流起來更能感同身受，也更加有說服力，想到有一個活生生的例子就在身邊經歷過自己即將經歷的一切，同時還能健康平安有活力的和自己交流，這種鼓舞人心的力量，實在是很難得的。當時在美國癌症協會做義工的時候，我也是跟他們說，我更希望能多接觸華人癌友姐妹，這樣在語言，文化方面有更多相同的地方，而且當時華人姐妹們能夠得到的和自己文化和生活習慣相同的義工幫助其實真的很稀缺，所以他們也同意了，那一段時間基本上我探訪和隨訪的癌友都是華人姐妹。慢慢在這個過程中我也結識了很多心意相通的好朋友。我那時做義工，會有一個小的記錄，我接觸的癌友們從什麼時候開始通電話，接觸多長時間這樣的記錄，按照美國癌症協會的義工要求都會有一個簡單的記錄。如果這位癌友離開了，也會有這樣的記錄。所以那個時候我們要麼是做義工接觸到的癌友們，或者是後來一起做義工的癌友們，所以大家一方面通過義工的渠道接觸到更多的朋友，也通過這個形式有更多的信息交流的渠道，考慮到當時的人與人交流的局限性，我們連這樣的電話群都沒有，那時候更多只能是一對一的電話聯繫，或者就是像我們開心俱樂部做的那樣大家找一個地方一起聚在一起，這樣可以一起交流，這算是最有效的交流方式了，所以開心俱樂部的定期聚會交流就成了一個水到渠成的事情了。

問：您覺得成立開心俱樂部，對您的最大的幫助是什麼？

答：我們開心俱樂部的成員就這樣走到一起，大家像一個大家庭一樣聚在一起，相互幫助共度難關。剛開始好像我付出很多，可是仔細回想我還是有很多收穫的。首先，我收穫了很多心意相通的知心姐妹，很多痛苦的經歷我們一起經歷，這就跟那些一同上過戰場的戰友一樣的情誼，可算是實實在在的「生死之交」了，這不是一般的友誼可以比擬的。所以越到後來，我越感激，不是我幫了她們，而是感激

她們給我一個機會。舉一個例子，當時我因為自己的原因開始素食，那時候韓慧英看到我吃素，也要開始跟著吃素。可是她是喜歡美食的，每一次她家裡人一起出去吃飯，看到那些美食，她就饞得不行。我那時就說她如果真的吃素這麼不舒服，這麼眼饞那些美食的話，為什麼要跟自己過不去，強迫自己去做這麼難受的事情呢？我們為什麼還要給自己壓力，找自己的麻煩呢，還不如隨心所欲了。

這樣的態度慢慢地我們也會用在生活中的其他地方，那時候我要照顧我的父母，我也把自己的心態放鬆，對他們的「管制條件」也不那麼嚴格，比如我爸爸愛吃桃子，可是醫生不讓他吃，有時看他實在饞得不行，他要吃就讓他少吃一些，或者他偷偷吃一點點我也裝作沒看見，這樣我父母也十分開心，後來我妹妹說讓他們去一同住，我父母都還不願意，就喜歡住在我這裡。（哈哈大笑）

在開心俱樂部裡，有很多我特別珍惜的好朋友，比如當年我們一起通過義工聯繫的，雖然有好幾個已經離世了的。後來有一段時間，我因為要照顧好幾個老人，能夠參加義工的時間也少了很多，可是這些朋友也還會保持一些聯繫。比如韓慧英，就是疫情之後，我們也一直相互聯繫，約在一起吃飯。大家在一起也會經常說起當初那一段共同與乳癌鬥爭的時間。當初一起的那些癌友，我知道有幾個當時也在 Frement 的華人防癌協會做義工的。雖然大家都因為各自的生活和經歷，可能在開心俱樂部的時間多多少少來來去去，但是這種攜手互助的癌友之間的幫助其實也一直在不同的人之間沒有間斷，就這樣到了現在開心俱樂部就快要三十年了。新希望華人癌症關懷基金會成立以後，開心俱樂部就開始在這個基金會的指導下，萬姐姐，韓慧英，還有後來的沈悅她們就開始提供更多更豐富更正式的服務了。

總之，開心俱樂部是一群共同經歷過一場生死相關的大病之後結伴攜手同行互助的姐妹們的大家庭，我們因為有共同的經歷而成為心意相通的戰友，大家聚在一起相互幫助相互取暖，所以在一起特別開心和感激。

第十一章

訪談錄——楊雪鴻

我是越南出生的華裔，我是二十三年的乳癌癌友。我曾經是一個美髮師。結婚以後一直在家裡負責照顧家庭，兩個孩子的母親。我平時喜歡那些有創造性的手工，而且我也有很多興趣愛好，對生活有很多好奇心。喜歡種花，縫紉，還有烹飪。能帶給我一點兒挑戰的事情都會給我很多樂趣。我也喜歡和朋友們在一起。

1/22/2024

問：Helen 姐好，很開心今天能夠有機會和你在一起做這個訪談。這個訪談是為了開心俱樂部三十週年的紀念準備一些材料，我們會把這些材料，收集整理成為一本反映開心俱樂部三十年的一個紀念性的冊子，來展現開心俱樂部的歷史，傳承，我們開心俱樂部的主要精神力量和一個比較有代表性的人，我們如何在一起對抗癌症，相互關心支持，以及我們如何尋找力量作為癌友一起開心生活的。在這樣的背景下，請您來用您的經歷，來回答一些我們提出的關於你的抗癌歷程中的一些問題，你看這樣可以嗎？

答：沒問題的。

問：請問最初開始確診乳癌以後您的感受和反應是什麼？

答：我發現乳癌是從一個朋友開始的。因為我一個朋友當時檢查出乳癌。我們有一段時間沒有見面，我和她打電話，結果她告訴我她得了乳癌，並且在進行放療和化療。我們平時基本上沒有接觸過患乳

癌的人，然後在自己的朋友圈子里突然有這麼一個人，自然就會有很多不瞭解，也就覺得很不可思議。記得當時和我妹妹聊天的時候她還提到現在乳癌有很多針對性的靶向治療方法，那時候我們都還是在討論我朋友的病情。和她聊完天我就很自然地檢查自己的乳房，發現右手邊十一點的方向有一個小硬塊。那時候我們還開玩笑說，「現在什麼都要講流行，要跟風，不會乳癌也會流行跟風吧？」

於是我約了醫生檢查，然後做了乳房篩查和超聲波，繼續做了活檢，結果出來還真的是乳癌，而且是浸潤性的。醫生跟我說起治療方案，說如果我做全部切除的話，我可以只做放療不用做化療。後來在朋友的建議下我到斯坦福的腫瘤中心去咨詢一下，他們給出的治療方案是可以局部切除，可是局部切除之後，手術的效果其實也並不太好，醫生說還需要第二次手術。剛開始我是在美國癌症協會的那個英語的互助小組，後來才知道了開心俱樂部這個中文的互助小組，我就來參加這裡的活動。參加活動的時候聽到有其他癌友分享說第二次手術很成功的，所以還是根據醫生的建議做了第二次手術，結果第二次手術出來效果還是不成功，最後的治療方案，沒有其他選擇，只能做全乳切除了。我當時還不到 41 歲。

當時我就在想如果不做全部切除的話，我可以避免很多以後需要的乳房重建手術，所以當時我想如果有選擇我可以不切除的話，我就跟著醫生的建議來做吧。可是經過了兩次不成功的手術，最後我也只能全切了。很多人都在做確定手術方案的時候都在想就全部切除吧，但是我當時還這麼年輕，我還是想如果可以不用的話，我還是先根據醫生的建議試一試吧。

所以我接下來就做了全切，同時做了一個臨時的移植的乳房，這個是為了平時生活的方便，如果不做一個臨時的假乳房移植的話，我每次穿衣服都要面對這個事情，覺得太麻煩了。

手術完了之後我就去做放療和化療，我記得我做了四次化療，然後做了 29 次放療。這樣我的治療就算是結束了。

可是治療結束了對我們來說才是一個真正開始。因為治療結束以後，我們要完全重新調整和適應這個新的自己，好多事情也不知道自己能不能做，有沒有這個承受能力，這個都要一點點地摸索才能重新發現。就好像我們的人生經過了一個階段，現在打開了新的一頁，都是一個空白，我們需要慢慢地重新瞭解自己。

有時候我在想，這就像人生經過了一個階段考試，我看看以前的成績單，發現自己是不合格的。那麼接下來開始了一個新的學期，以前做得不好的，不對的，沒有做到的地方，我都沒有察覺，所以現在有一個機會要我停下來，仔細看看自己究竟哪些能不能做，該怎麼做。如果我要活下去，就要找到一條自己的路。我有時候很羨慕那些年長的人，90 多歲的老先生老太太們，我經常問他們是如何走到那麼大年紀的。可是好像我的人生，才走到 40 歲，就開始有些打住了。究竟我應該怎麼走才能像他們那樣走到 80，90 甚至更長呢？

問：對你來說，治療以後才開始發現有很多問題其實很困惑的？

答：是呀，在治療之後，其實對我來說更多的不是治療結束了我就可以重新回到以前的生活節奏和生活軌道了，反而我時時都在考慮我經過治療，面對了一個全新的自己，我該如何走我下面的路。我們都知道要開始新的生活，但是究竟這個新生活是什麼樣子，該怎麼開始，該做些什麼，對我來說，都是一個問號。如果在心裡這樣的問題不解決的話，我就會有很多懷疑。我覺得以前其實都沒有想過自己在做什麼，為什麼去做，好像就是上學讀書，然後結婚，生小孩子，照顧家庭孩子做好自己的工作。這就是一個社會給每一個人的預期，然後我們根本就沒有時間和機會去思考這些，就隨著大流一點點讓這些日常的生活佔據了我們的全部精力，我們就跟著這樣一個模式和軌道閉著眼睛往前走了。

剛開始治療結束的時候，就有朋友給我送了一些佛經的書，所以從生病以後我開始對自己的內心思考更多，那時候我看電視，每天下

午電視上星空大師的講座提到的問題，好像就是我內心問題的一些啟示，於是我就開始進入對佛法的學習裡。

對我來說佛教不是一種宗教，佛教是一種教育和哲學。我們長期接受的教育中只是去學習一些課程的知識，教我們一些現實的知識和能力，並用他們去賺一些現世的錢，沒有一門課教我們如何認識自己的屬靈的那一部分。可是，如果沒有一個屬靈的教育教導我們如何認識自己的靈魂，如何讓自己去做好一個真正的人，那麼不管我們賺了多少錢，找了什麼樣的工作，其實都沒有什麼意義。而且這樣的人，權利越大，錢財越大，越容易偏離正確的軌道。所以我認為我要補上這樣一堂課。這次生病反而給了我一個回頭去看的機會，所以我沒有覺得我生了乳癌是一個什麼特別的事情，而是給我的人生打開了另外一扇門，讓我進入到一個新的環境和思考方式中。

我感覺現代社會，大家反而不知道自己在追求什麼，忙碌地生活焦慮地追求著一些自己也不知道自己是否需要的東西，活在了別人的眼睛和評判中，對自己真正想要什麼，什麼樣的生活才是讓自己放鬆享受的，反而沒有那麼在意了。其實那個才是維持我們延續的水，是我們真的生命，所以我們很多時候只是在忙碌的生活，而沒有生命可言。

問：你說到你聽到醫生的建議，就聽從醫生的安排。我想問一下您當時有沒有想過要去多找幾個醫生問一下他們的建議？

答：我當然是有的。因為那個時候我還很年輕，我是一個妻子，一個媽媽，我是一個家庭的一部分，我不是只有我自己，在我選擇醫療方案的時候，我覺得還是應該把這些都考慮到的。所以我當時可以選擇不用全切的時候，我覺得做這樣的選擇是一個負責的表現，因為我知道我不是只有我一個人。我如果不考慮他們的想法，才是一個不負責任的表現。那樣我辛辛苦苦營造出的家庭就被自己破壞掉了。我們其實都在一個不確定的環境裡，我不去嘗試的話，我心裡會後悔，

如果我最後沒有其他選擇了，不管什麼情況，我盡了我最大的努力，我沒有什麼可以後悔的。

後來在那個臨時的移植假乳房差不多一年半之後，我又做了一個永久性的移植的假乳房，可是這個手術一個多月之後，就發生了感染，當時我在斯坦福的醫院住了一個星期動手術，把這個移植的假胸部消毒，找到病症之後再放回去。他們要找到病菌感染的確切位置然後消毒，所以手術的時候，我那個地方的皮膚已經沒有我原來的皮膚了。醫生問我還要不要繼續做，我想著我已經盡了足夠的努力去完成這個目標，可是我的身體已經告訴我我不能再接受更多的手術了，當時醫生還給我建議要不要從我的背部切一塊皮移到胸前來，我覺得我已經做得足夠多了，所以我就選擇不要了。這個時候我不再有「沒有胸部就不算是一個女人」這樣的想法了。我知道決定女人的在自己的腦子，而不是在胸部，所以我也就能夠在自己做了足夠多的努力之後叫停了這些手術。我知道我剛做過放療和化療，我的皮膚實際上是很敏感，免疫力很低，如果做手術的話皮膚的恢復，也不會太好。所以再做更多的手術以後也許還會遇到同樣的或者更新的其他問題。

五年之後，2005年，做乳房篩查的時候，我的醫生發現我的另外一邊乳房有鈣化的現象，醫生問我是不是要把她切除，我回去和我先生商量了一下，我們還是覺得根據醫生的建議去做了另一半的乳房切除手術。因為這一次我做了全切，我就沒有再去做放療和化療了。

我當時也問過我的外科醫生，我是不是一開始就應該去做全切不搞這麼多麻煩和折騰。我的外科醫生說：「那樣就不是你了，你的性格，如果有另外的選擇，而你沒有去試過，也許麻煩會少一些，可能你會遇到其他的麻煩；但是如果你沒有去試過，不經過這個過程，你不知道答案是什麼。如果沒有盡自己的力量就放棄，你心裡會過不去，你會一直後悔自責。現在你的選擇，如果手術順利的話，你就不會有這樣的疑問了，可是手術的順利與否，有很多的不可預見性，所

101

以其實不存在這樣的如果。」我走過了這個複雜的困難的過程，我盡力了，所以我自己有了答案，心裡是很踏實的，因為我知道我嘗試過，也沒有什麼可以後悔的。我自己是一個喜歡完美的人，如果有選擇，我是一定要去嘗試的。

人生的很多路我們都是這樣走地。我們回頭去看的時候，其實沒有那麼多如果，因為那個時候如果不經歷這個過程，我也對是否該做沒有答案。人生道路上的每一個問題，都是要靠自己一步步走下來去尋找答案，沒有現成的答案，答案要靠自己摸索著才能找到的。我們每一次做出的選擇，都是我們在當時的年齡，自己的性格，和自己的閱歷下按照自身的狀況自己摸索出來的當時認為的最恰當的答案。

問：在經歷了這麼多手術後，你怎麼在這個堪稱艱難的過程中調整自己的心態呢？

答：首先我想到了死。任何人都要面對死亡，不過我們怎麼死，沒有誰會提前知道。所以有直面死亡的心態以後，面對乳癌的時候，好像就是和生活中遇到其他的問題一樣，有問題就解決問題好了。生活的歷程，不就是一個問題接著一個問題嗎？沒有乳癌的問題，我們也會有其他的問題，我們能不去面對其他問題嗎？如果這樣看待乳癌了，其實也就是很平常的事情了。

我們都會有很軟弱的時候，我們最擔心的不是自己，而是別人會如何看你。如果有很多人愛你，你皺一皺眉頭，他們都會擔心你，怕你傷心難過。你知道他們愛你的時候，你就不想把自己軟弱的一面暴露太多，因為你知道他們看到可能會替你擔心，也會傷心難過。其實生病的人不苦，身邊愛你的人才是真的苦。因為他們看到你的樣子，他們也不知道你的感受，他們會用他們的想象去豐富和擴大你感受到的痛苦。比如說我經過那麼多手術，我的痛，其實有很多方法和藥物去解決。但是，作為一個身邊的人，我先生他看到我的這些經歷，他卻沒有任何辦法來幫我，來代替我痛，他就會用自己的想象把我的

疼痛加倍。越是這樣，他越會感受自己的無力和愧疚。所以，其實愛你的人，這個時候比我們更加痛。而且像我做了這麼多手術，這麼多困難和麻煩，不是一下子就壓上來的，而是一步步加上來的，每一次是在我們解決了上一次問題以後才會出現下一個狀況，所以人還是很可以適應的。每一次的「下一個狀況」都是建立在我們接受了或者結束了前面的問題以後才出現的。可是在這個過程中，身邊的人的痛苦和無力感，是在一層層加碼，實際上沒有減輕過的。

問：這種能直面挑戰的態度，這是你的個性，還是在你的治療過程中慢慢建立起來的？

答：我是一個追求完美的人，好像這樣的個性我自己本來就有的吧。可是通過乳癌的治療，我開始意識到雖然我追求完美，可是看起來我還是有一些方面沒有合格的。不是說我的人生不完美，而是說我人生的功課還有需要調整和進修的內容。而且這樣的調整和進修，也不是一次性的，我們人生中就是會有一次次這樣的問題讓我們不斷調整和進修，這樣才是完成我們人生歷程的一個正確方式。

問：在乳癌的治療過程中家人朋友的支持給你什麼深刻的印象？

答：我十分感激我的先生，在我的整個治療過程中他都一直陪伴著我，每一次去看醫生他都陪著我，他會給我解釋醫生怎麼講的，我們有什麼選擇。每一次的手術方案我們都一起商量做的決定。其實我的治療過程也是他的一個學習過程，所以我們兩個人相當於一起面對一起經歷整個治療的過程。

人與人之間，如果沒有特別的經歷，很難真正認識一個人。也是在這樣的共同面對乳癌的過程中，我們更加瞭解了彼此。如果沒有愛在其中的話，就會有很多矛盾產生，所以有很多人說「不經過離婚不知道自己前夫有多糟糕。」真的就是經歷這樣的過程，讓我更加感受

到來自先生的愛。

而且因為我的家庭就在身邊，在我生病治療的過程中，我的妹妹實際上是接過了我家裡的家務負擔，幫我照顧孩子，管理家務。我的親人在身邊，真的十分給力。我以前一直覺得自己好像一直是個鐵馬，自己什麼都能自己做，直到我生病以後，我的孩子那時候一個九歲一個十一歲，他們雖然還沒有到能夠幫我承擔的年紀，可是他們那個時候也都明白要盡量照顧好自己，減少不必要的麻煩。

而且那個時候我的先生開始學習照顧我的疾病和我的生活，他跟我說：「我現在才意識到我需要三個人才能做你以前一個人給我們做的事情。」因為這個事，他才意識到我平時做的家務和家裡的服務，他也才有機會認識到這些家務服務的價值。

問：您是如何幫助孩子去認識自己生病的這個事實的？
答：除了要做手術的時候，我一般都盡量保持平時生活的狀態。我沒有特別給他們強調乳癌和死亡這樣的概念，我只是讓他們看到我生病了，身體實在虛弱，需要休息的時候我就休息。大部分時候我還是該幹什麼就去幹什麼，不給他們一個我是一個躺在病床上病入膏肓的樣子，我盡自己最大地努力去保持平時的樣子。

我一直覺得生病是一個很個人的事情，不能因為我生病而把整個家庭都拖到一個「生病」的狀態，所以要保證家庭還是一個正常的狀態，每個人都做好自己該做的事情，盡到自己的責任就好了。我生病是我的事情，不是他們要面對的事情，他們有他們要面對和負責任的事情，他們有功課，還要學會自己慢慢獨立，健康地成長，他們有他們的人生。只是他們有機會看到了我是如何面對自己生病的事情。所以我相信他們可以知道我生病了，可是他們需要他們自己的空間。

問：你有沒有參加過什麼各種癌友的互助小組？
答：剛開始我是在美國癌症協會的那個英語的互助小組，後來才

知道了開心俱樂部這個中文的互助小組。做完手術，放療化療之後，我就開始參加各種活動，我們那個時候有去 Saratoga 一個癌友的家裡聚會，那個時候認識了一些新的癌友，然後在那個時候認識了 Janet，以後才有請醫生來給我們講關於飲食，健康，衛生等很多事情的講解。我其實一直都有參與策劃提供這些活動。我們以前開心俱樂部搞活動，一些互助小組的活動，我們都會在不同餐廳，或者不同的俱樂部這樣的地方搞活動。那時候 Lanny 是會長，她特別不喜歡再到醫院那樣的環境中去，所以我們一般都和有位置的不同的餐廳或者俱樂部聯繫找地方。後來她做了三年的負責人，他們就邀請我來做這個開心俱樂部的負責人，我那個時候其實也不知道該搞些什麼活動，然後 Yuka 跟我說，她可以做副手來幫我，後來我們就在一起辦了很多活動。

期間我還去了一個氣功班，找一找體驗吧。其實重要的不是去什麼地方，幹什麼事情，更重要的是要走出去。

問：在知道自己的病情之後，您有沒有什麼生活習慣和方式上的改變？

答：其實變化還是挺多的。當時有一個癌友和我交流比較多，她說最近她有朋友帶她去參加一些講佛法的學習班，她覺得人家講得挺有道理的，問我要不要去聽一聽，我也就參加了。因為那是一個討論班，討論的也都是生活中的事情，所以那時，好像是 2006 年，一直到現在，我都在這個團體里，一起學習佛法，一起改變自己的屬靈的追求。那些學習到的原則就會指引我走上一個比較有規矩的更好的路。那裡的學習會給我一個反饋，讓我不斷地檢查我自己是不是在做更合適的事情，是不是在做更好的自己。這個學習班的內容，對我還是十分有指導意義的。其實佛法的指引一直都在，關鍵是我們自己能不能看到，能不能在知道了之後還能夠把它一點點地運用到生活之中。所以佛法講究：「存乎一心」。

問：在您用佛法的指引來調整自己的心態的時候，有沒有什麼事出乎你的意外，讓你很難接受的事情？

答：當然也有，我們是人，經常會有一些事情會出乎我們的意料的。可是即使超出了自己的預料，也還是只能面對呀。比如說我幾次手術都不成功，可是每一次在做手術的時候，我都希望它能成功，這些不成功都是出乎我的意料的。那既然碰到了這樣的情況，我們就去解決呀。任何挑戰都是一步步走過去的。有時候當那些事情超出了我們的承受範圍，我們就可以放下了。其實沒有什麼事情是過不去的，主要還是看你能不能接受，你如果接受這個事情我不行，接受了這一點以後，你就可以把它放下了，關鍵不是問題能不能解決，而是在於你能不能接受這個事實，能不能放下。即使是意外的東西，如果你接受了，就不成為意外了。

比如去買衣服，第一次看到你覺得漂亮得不行，可是如果你每天看到那件衣服，你就不會那麼驚艷了；然後如果這件衣服成為了你自己的，你也隨手就放在一邊，因為你會發現你還有很多其他的衣服也很漂亮，它就成了你眾多衣服中的一件，說不定什麼時候也成了你要從衣櫃裡處理掉的一件了。每一個人在各種不同的時候的感受是不同的。

問：您對乳癌的復發有沒有一些焦慮或者恐懼？

答：我們有一個基因檢查，看看有沒有乳癌的基因。醫生問我是不是要去做這個檢查。我和我先生商量，他問我：「這個檢查的結果對你的生活會有什麼改變嗎？如果你知道你沒有這個基因，但是你依然有了這個病，它能改變什麼嗎？」我想這個結果對我來說其實也沒什麼意義。然後我還是認為，我的生活習慣，我的飲食運動以及我生活的壓力，可能也會對乳癌有一些影響。我個人不認為癌症是一個純粹的基因的問題，它和我們日常息息相關。有些人承受壓力的能力天生就比較強大，有些人是一步步在工作生活中通過訓練緩緩提高

的，還有一些人，天生就承受壓力的能力就沒有那麼強大的。如果強迫要求大家都一樣的話，對某些人來說就會有一些不平衡，這樣的不平衡在身體上就會以各種不同的疾病的形式表現出來。所以關於癌症的復發，我們就管理好我們自己，然後我個人覺得我就是要瞭解自己，比如我在一個新的環境裡不瞭解的情況下我會有很多壓力，但是在家裡我就十分自然。可是我先生他在工作中就比較自如，可是在家裡讓他做一些我們看著平常的事情，其實他的壓力還是挺大的。像我們在家裡可以好幾件事情一起做，我們也覺得很自然，可是在家裡他每一次只能做一件事，如果幾件事情一起做，他就覺得特別累。

　　所以我們只要正常地瞭解自己，然後把自己比較自如的地方做得更好，就可以了。我也做了一些關懷癌友的義工工作，當時在做「邁向康復」活動的義工的時候，我也經常去探訪一些新的癌友。我經常和她們說，如果由於自己的病情需要調整家裡的責任，需要家裡的人配合和支持的話，要跟他們說謝謝，要感恩他們的幫助，因為他們實際上承擔了更多的責任。而且，這些責任本來也不一定就是他們需要承擔的。有時候我在想我們不能因為自己生病了，就要把周圍所有的人都拖到這個「生病」的狀態中，周圍所有的人就該理所當然地為你改變他們的生活軌道來迎合你。他們之所以這樣去做，還是因為對我們的愛，我們要感恩。一個家庭就是一個團隊，你因為自己的病，其實在無意中改變了家人的正常生活，所以對於家人的幫助支持不要覺得是理所當然的，那樣我們太過於自我。

　　記得有一次探訪一個新癌友的時候，她和我說到，她的女兒當時十六歲，她有些抱怨孩子不能體諒她生病，我就是這樣勸她，我問她有沒有想到因為我們生病而改變了女兒的正常生活軌道，這些本來該我們自己面對的事情，現在卻不得不要求孩子和我們一起面對，我們有沒有對她們表示感謝？

　　我是真的感謝福智的佛學學習小組，在那裡我學習到如何認識到自己的長處和自己的弱點，這樣讓我們隨時能夠反省自己的行為

和心態，佛法的貪嗔痴，讓我們不停地反省自己。當你問我這個生病對我有沒有改變，當然有改變的。最難的是我們治療之後，能夠帶著這些改變繼續生活，而不是治療結束了這個改變就又恢復到以前的狀況了。

問：從您的經歷出發，對新診斷的癌友您有什麼建議？

答：我覺得新的癌友在和醫生確定治療方案的時候，要和醫生確定自己的目標和原則。和醫生確定好自己的目標，整個治療的團隊就對病情和治療有一個共同的理解和出發點。還有一個雖然我的手術幾次不成功，但是這對新的癌友來說，也是一個好的例子，經過這麼曲折，我也能一步步走過來，所以只要能積極面對治療，癌友們應該堅定治療的信心。我有時候和 Lanny 一起聊天的時候，她總是告訴她們說到我好幾次手術失敗的例子，讓癌友們不要聽我的例子。但是即使是有一些失敗的手術的經歷，我覺得對癌友們來說，一方面是一個信心，另一方面也是一些警醒。

我們很多人生病，好像都期盼能有什麼藥，什麼特效的東西把這些藥吃了，事情做了我們就恢復到以前了，其實這是不太可能的。

問：您和開心俱樂部的關係是怎麼一點點發展起來的？

答：剛開始我是在美國癌症協會的那個英語的互助小組，後來才知道了開心俱樂部這個中文的互助小組。做完手術，放療化療之後，我就開始在開心俱樂部參加各種活動，我們那個時候多次去 Saratoga 一個癌友的家裡聚會，那個時候認識了一些新的癌友，然後在那個時候認識了 Lanny，以後才有請醫生來給我們講關於飲食，健康，衛生等很多事情，我其實一直都有參與策劃提供這些的活動。而且我先生也參加了一些互助小組去瞭解情況。我們以前組織開心俱樂部的活動，還有一些互助小組的活動，我們都在餐廳，或者不同的俱樂部的地點搞活動，那時候 Lanny 是會長，她是特別不喜歡再到醫院那樣

的環境中去的，所以我們一般都和有位置的不同的餐廳或者俱樂部聯繫找地方。後來她們就邀請我來做這個開心俱樂部的負責人，Yuka跟我說，她可以做副手來幫我，我們就在一起辦了很多活動。那時候我們還搞了一個時裝表演，我們花了四個月排練，來搞這個表演。還有其他好多活動，在開心俱樂部，我很多時候都不是在討論關於癌症的話題，而是在搞好多關於如何更有趣地生活的活動，比如美容，比如時裝表演，比如我們學習心得內容。這樣的活動大大豐富了我的生活。

當你把讓自己開心的事放大了，其他所有的事情都變小了。

問：如果現在要你去向外人介紹開心俱樂部的時候，你會怎麼介紹？

答：對新診斷的癌友們，開心俱樂部就像一個永遠開放的有豐富資源的圖書館，這裡不僅有你所需要瞭解的關於乳癌診斷，治療以及治療之後與癌共存的生活的各種資料，還有很多和你有過共同經歷的人，她們已經經歷過或者正在經歷著你將要經歷的各種治療，她們「痛過你的痛，苦過你的苦，也開心著你的開心，幸福著你的幸福。」這樣的癌友可以提供給你很多好的參考，理解，和關懷，會給你很多鼓舞和激勵，讓你能夠積極面對你的生活。所以這裡就是一個大家能夠一起開心生活抱團取暖的溫暖的舒適區，可以給你提供資訊，提供關懷和理解，同時可以很好的豐富我們的生活。

我最希望的不是我們會有更多的癌友，而是希望沒有那麼多癌友，因為我希望大家因為開心俱樂部的存在，意識到乳癌的存在和可能性，這樣我們所有的女性朋友們都能很好的做好乳癌的預防和早期篩查，能夠防患未然才是我們最終的目標。

第十二章

訪談錄——鄧學星

我叫鄧學星，四十年前（1985 年）從上海到美國讀書，普渡大學分子遺傳學碩士畢業之後在密蘇里州警察局做犯罪案列 DNA 分析，後來在馬里蘭從事 DNA 相關的工作，之後移居加州灣區。我有一個女兒。我平時喜歡唱歌跳舞種花，也喜歡烹飪和旅遊。

1/22/2024

問：Shirley 你好，很開心今天能夠有機會和你在一起做這個訪談。我們這個訪談是為了開心俱樂部三十週年的紀念準備一些材料，我們會把這些材料，收集整理成為一本反映開心俱樂部三十年的一個紀念性的冊子，來展現開心俱樂部的歷史，傳承，我們開心俱樂部的主要精神力量和一個比較有代表性的人，我們如何在一起對抗癌症，相互關心支持，以及我們如何尋找力量作為癌友一起開心生活的。在這樣的背景下，請您來用您的經歷，來回答一些我們提出的關於您的抗癌歷程中的一些問題。首先第一個問題，最先檢查出來乳癌的時候，你的感受如何？

答：我是在 2008 年確診為乳癌的，那年二月份做年檢的時候做了乳癌篩查，那個時候乳癌篩查已經是婦科年檢的必查項目了。當時我在馬里蘭州，然後他們讓我做一次復查並且去做超聲波，看到那個超聲波結果之後，醫生就懷疑我是乳癌，讓我再去做一次活檢。當時我的第一反應就是覺得癌症就意味著死亡。我當時就問醫生，如果是癌症的話，我還能活多久。可是醫生很寬慰地對我說，她的媽媽也是

110

得了癌症，已經很多年了，今年九十多歲，還很開心地活著。讓我不要這麼輕易地把乳癌和死亡聯繫到一起。這樣我的心裡好像有了一點信心，少了一點兒恐懼。於是就去聯繫做活檢，可是那時候要預約做活檢要等好長時間，當時我就開始十分緊張了，那時我還沒有確診都感到緊張，腦子都是一片糊塗。有一次竟然開車開到汽車都快沒有油了，我都沒有感覺。幸虧突然腦子震了一下，我才意識到我車子油都燒乾了，趕緊想辦法給車加了油才繼續上路，幸好那時沒有警察在旁邊。

當時我的先生剛剛搬到加州來工作，我在約翰霍普金斯的研究所，所以那個時候真的是失魂落魄的，腦子一片迷糊。我就警示自己，還沒有確診，不要自己亂了陣腳。

我記得當時是我的一個朋友帶我去做活檢，活檢結果出來的那一天是四月三號，檢查結果一告訴我人就軟了，趴在沙發上。可是也沒有辦法，只能盡快面對這樣的事情，所以我當天就把這個消息告訴了孩子，並且也告訴了我先生。他就從加州買機票飛回來了，因為我還需要和醫生約手術時間和安排。當時做乳癌治療一般都有一個標準的醫生團隊，腫瘤專家和手術醫生，還有我的婦科醫生，大家一起商量治療方案。

我的症狀當時醫生告訴我是有兩個腫瘤，而且兩個腫瘤之間相差四公分，所以只有一個選擇，做全切。所以我當時本來想手術的同時就做乳房的重建，但是我的腫瘤專家和做乳房重建的醫生也沒有手術時間，而且當時在我的情況下化療是肯定要做的，但是可能還要做放療，所以手術醫生建議要先做手術，等看看治療的情況再決定什麼時候做乳房重建。我就聽從了醫生的建議，先進行手術。

我當時還覺得自己挺勇敢的。我手術之後，因為當時春天正是鬱金香的季節，我就和先生約了一起去看鬱金香，我還和先生開玩笑說：「也不知道以後還有沒有機會再看到這樣的美麗景色了。」當時我記得我穿了一條漂亮的花裙子，然後胸前就帶著兩個管子。

　　後來我先生到加州之後，我就和關係比較緊密的幾個學生約了，在五月十五日給我過五十歲的生日，當時我已經做完了手術一個月了，而我的化療就約在生日的第二天。在生日聚會上，我就準備好了我掉頭髮會用到的帽子。我覺得當時還挺開心的。

　　我記得關於放療化療，我的腫瘤醫生還給我很多忠告，告訴我不要去看網上的那些信息，她說讓我就跟隨醫生的治療一步來，如果到網上去看那些消息，太嚇人，恨不得告訴你明天就是末日了，其實跟著醫生一步步治療，也沒有那麼多焦慮和恐懼的。

　　因為我的癌症是三陽，有不少藥物和治療方法可以進行靶向治療。所以我就開始了差不多五個月的化療。化療的過程是挺痛苦的。在那裡做了治療性的化療之後，我就搬到了加州，然後在加州繼續做長期的維護性化療。其實我覺得比較一下，馬里蘭州做化療的條件還是比在加州好很多。我們會有一個單獨的房間，做化療必須要有人陪伴，因為做完化療之後自己是不能開車回家的，那裡會提供給陪護者休息的空間。而且我們的房間還有躺椅和電視，而且還提供餐飲，因為治療之前之後都要檢查，查白血球之類的，所以他們提供的服務還是挺好的。但是那個「小紅莓」真的是十分難受。後來做 CT 的時候我的指甲就全部變黑了，再後來更嚴重的時候我的指甲都掉了，想一想手指甲掉了，真的很疼。我記得當時我就撿起掉了的指甲給我的腫瘤醫生打電話，他跟我說讓我去急診室，到急診室醫生就給我包扎起來，並且馬上做消毒處理，給我開了消炎藥。後來到了加州以後，我再做維持性化療的時候，有癌友分享治療資訊的時候就說，如果在進行治療的時候把手放在冰水裡，那樣指甲就不會變黑了。可是那個時候我的維護性化療沒有必要用這麼重的藥了。不過這個竅門我也經常會和其他癌友分享。

　　還有一個大家都會經歷的就是化療之後會掉頭髮，一般開始治療 20 天以後就會基本上掉光了。那時候為了不讓自己看著頭髮掉太難過，我自己提前就把頭髮都剃掉了。我記得當時我先生從加州回

來，我還讓他幫我拍了光頭的照片，我還留了一張自己光頭的照片呢。我當時還是很幸運的，我先生不在這裡，所以有很多朋友幫忙，當時我的房子比較大，我家女兒已經上大學了，所以當時有兩對留學生夫婦就住在我家了，他們有時幫我做一些事情，比如做飯什麼的，所以我的身邊一直有人陪伴，這真的是十分幸運的事情。當時化療的時候，我很奇怪，特別能吃，因為我的白血球雖然低，但一直處在安全臨界狀態，所以還沒有因為白血球低而不得不停止治療的狀況。不過那個時候真的有人住在家裡，幫我做飯，然後他們做的我還都挺能吃的，我的腫瘤醫生還告訴我，是不是應該控制一下飲食，我還真的沒有那種身體十分虛弱又吃不下飯的時候。

不過和大家一樣的是，在化療的時候睡眠真的是一個大問題，經常整夜不能睡覺，不得不吃安眠藥。還有後來打 CT 針的時候，我每次就自己去，因為每次去打針都需要人接送，路途也不近，挺麻煩的。於是醫生就說我可以在家自己處理。醫生會把針給我，讓我回家自己注射。所以我當時就是覺得毛澤東那個「在戰略上重視它，在戰術上藐視它」這樣的話，我們對待乳癌的治療，也同樣適用。（哈哈大笑）

其實要說我在生乳癌之後，在 2009 年又做了甲狀腺癌的手術，不過最早檢查出來的時候，我有兩種癌症，但是醫生說我的乳癌比較嚴重，先治療乳癌，然後再來處理我的甲狀腺，所以甲狀腺癌的手術之後，對我的嗓子還是有一些影響的。我有大概三個月的時間，我的聲音變得比較低沈，十分 sexy 的。（又一次哈哈大笑）！

當時我很幸運的是，我那個時候要安排家裡從馬里蘭搬到灣區來，可是我實在沒有心力去處理這些事情，再加上我覺得在治療的時候我的記憶力衰退得比較嚴重，所以整個搬家的事情我全部交給了搬家公司處理，後來看到搬家公司給的賬單，都很咋舌，好在當時還有公司給報銷，不然真的不知道哪裡有這樣的精力來乾這些事情。

我在化療的過程中近期記憶還可以，遠期記憶基本上就沒有了，

我們有一次同學聚會，大家都在回憶上學時候的事情，我卻什麼也記不起來了，甚至有些同學都不認識了，之後治療結束以後這些記憶才慢慢恢復。可是當時真的是十分沮喪的。記得當時同學跟我說了好多事情，我都根本沒有什麼印象，我想著那時候我化療結束，什麼都可以慢慢恢復的，也沒什麼可以抱怨的。我那時還和同學說，「你們如果要寫回憶錄的話，可千萬別找我，我做了化療，現在以前的很多事，根本記不住，不要跟我提什麼以前的回憶了。」

我搬到加州來也還算是很幸運的，我的醫生在 Danville 市，他是個十分有責任感特別認真的人。我記得 2011 年我人還在上海，感覺到乳房上好像有一個小硬塊，我就給他寫了一個郵件，一下飛機我就給他打了個電話，在電話里他就告訴我不用回家，就直接到他診所去找他，他幫我把一切都準備好了，我就可以直接去檢查。當時我記得和朋友聊天的時候還提到這個醫生真的太好了。

問：在治療的時候您是怎麼樣確定自己的治療方案的？

答：有很多人會說要去看一看其他的醫生，找一找其他醫生的意見對比一下。我覺得當時不管在馬里蘭州還是在加州我的醫生還是挺好的，很負責任而且也很舒服，所以我就一直聽從醫生的指導，按照他們的治療方案一步步進行治療。當時在馬里蘭州的時候也沒有什麼華人癌友的互助小組，到了加州以後當時也不知道開心俱樂部，所以　直也沒有什麼資訊來源去問這些問題。不像現在我們可以拿著自己的診斷來開心俱樂部或者新希望來找這裡的醫生或者癌友們咨詢。我自己當時一頭霧水地，就這麼一直堅持下來了。不過那時候因為治療的方式和治療的藥物也相對局限，所以也沒有那麼多疑問的，現在治療的方式，治療的藥物，其實比以前豐富很多，這個自然是好的，可是也給了癌友們很多疑惑和焦慮。到了 2009 年的時候，我的治療也基本結束了，那時候頭髮開始慢慢長起來了。我記得那時我頭髮長出來的時候是自然的小捲髮，我還覺得特別可愛呢。

問：在乳癌的治療過程中你有沒有採用一些輔助性的治療？

答：我在治療的過程中一直遵從醫生的指導，不過當時在馬里蘭的時候住在我家裡的有一個學生有中醫的背景，她告訴我治療結束以後可以開始嘗試一下中醫。所以我治療結束以後，就到上海中醫學院的中醫院，在那裡看了將近三年，每年去兩次，到那裡去開一些中藥。我記得有一次我帶的中藥還被舊金山的海關給沒收了，說是有什麼成分是不允許攜帶過海關的。然後我就在美國到處找，後來在奧克蘭的中藥店裡找到我要的中藥，我就在那裡買了。

問：在乳癌的治療過程中和治療之後你有沒有什麼在飲食或者生活上的改變？

答：其實我一直對自己的飲食還是很在意的，在生病之後，就更加注意健康飲食了，比如我減少甜食和糖分的攝入。在治療的過程中我也很小心，因為我是做生物研究的，還做過一些腫瘤相關的研究，還算是有一點專業背景的，所以我的醫生告訴我其實知道太多對治療有時候也不一定有好處，於是我就這麼跟著醫生的指導一步步走過來了。

在生病之前，我是不太愛運動的，治療中人也比較虛弱，倒是完成了治療之後，我慢慢開始增加運動，現在跳舞，爬山，走路這樣的運動也逐漸多了起來。而且現在我空余時間更多了，就有更多的時間來鍛鍊了。

問：在治療過程中或者治療之後的生活中，你有沒有什麼特別大的挑戰需要面對的？

答：對一個女性來說，失去一個乳房對婚姻的挑戰還是挺大的。生這場病，對自己還是有很多改變的。我的治療一開始，就趕上了更年期，所以這個自然就會在一定程度上影響婚姻生活的。後來我有親友也在乳癌篩查的時候檢測出來早期的乳癌，她的做法就是把兩邊

乳房同時拿掉，然後同時做兩邊乳房的重建，整個手術就比較直接了當，而且在某種程度上就和做了一個比較好的隆胸手術的效果一樣，這樣的治療，雖然力度比較大，但是因為她年輕，這樣的做法實際上還是對生活影響最小的一種選擇。但是她的選擇是因為她的癌症是十分早期，而且現在乳癌的治療的進步技術也先進了很多，如果能夠在早期做好乳癌的篩查的話，大部分乳癌還是基本上可以治癒的一種癌症，而且現在的各種乳房的美容重建的手術也越來越先進了。我們不是鼓勵這些，但是這也是一個很現實的問題。

問：在治療的過程中，你的情緒上的波動是如何管理的？

答：面對乳癌這樣的事情，肯定會遇到很多情緒上的變化，有時候比較難過，比較失落，會無助，會孤獨。我整個過程相對還是比較樂觀的。想一想現在乳癌的患病比例基本上都要到八分之一了，就是說每八個成年女性就有一個人會有乳癌。有很多癌友都會問這樣的問題「為什麼是我？」，或者「憑什麼乳癌這樣的事情就降臨在我的頭上？」我回來和癌友們交流的時候，我一般就會反問她們，說，「我們可以把這個問題換一個角度，為什麼不是我呢？」

在美國這個環境里八分之一的人就有這樣的幾率，問一問為什麼這個人一定不應該是我呢？當然不同的人有不同的處理方式，比如像 Dale 姐姐就會很積極去探尋這個「為什麼是我」的問題。其實我剛開始也做過一些基因的檢查，當時醫生說可以做這個檢查，因為我還有女兒，還有姐姐和媽媽，就是想看看如果有這樣的基因的話就可以讓家裡人提前做好準備。後來檢查出來基因沒有問題。我在 48 歲的時候，要做更年期的預防，當時醫生還和我說我四十八歲的時候其實從雌激素看生理年齡還算是年輕。當時的檢查說我的雌激素還是挺高的，這個其實也是說明作為女性，看著保持了女性的青春是好事兒，但是沒有一件事情是十全十美的，相對而言，青春的雌激素比較高的女性，患婦科癌症，比如乳癌，子宮癌，卵巢癌的幾率就會比

其他的女性要高一些。所以很多事情也許都有不為人知的另一面，人生本來就是很多事情好好壞壞各種混在一起的。這樣想著，就可以更好的回答那個「為什麼是我」的問題了。

2021 年底，後來我做另外一邊的乳房篩查，發現我的另一邊的乳房有一些反常，所以醫生也是做了檢查，發現這邊的乳房也有問題，需要做手術。當時我剛做好計劃要去弗羅里達去度假，我就和醫生說等我從弗羅里達度假回來以後再做手術。醫生還一再和我確認，我說我的機票酒店都確定了，我還是先玩好了再說。

因為我知道我度假回來要做手術，可是疫情之中要確認沒有covid 才能做，所以在弗羅里達度假的時候，我估計就是當時唯一一個戴了 N95 口罩的遊客了。

在整個乳癌的治療過程中我真的還算是相當淡定和平靜的。我在南加有一個一直沒有見過面的朋友，我們在治療的過程中一直互相鼓勵相互打氣。那時候她做化療特別痛苦，她跟我說不行了再繼續治療還不如去死了。我就不停地鼓勵她讓她堅持，我遇到什麼特別難以化解的治療的痛苦也和她說，這樣我們雖然沒有見過面，可一直相互給對方打氣，最後堅持走完了治療的痛苦過程。

問：在和乳癌抗爭的過程中，你周圍除了你提到的這位朋友之外，還是什麼樣的支持的力量嗎？

答：我覺得能建立一個自己治療的支持力量的團體還是很重要的，其實不光是在精神上的支持，在生活上也需要的，在馬里蘭的時候有一些學生住在我那裡，她們有人幫我做飯，有人會經常陪我聊天，而且我還有兩個和我一起治療的癌友，雖然其中有一個在南加，我都沒有見過面，但是我們基本上每天都會聯繫，相互詢問和交流每天都狀況和新的治療進展，好像大家約好了在不同的地方合作，共同打贏一場與乳癌的戰鬥一樣。

像我那位朋友，她比我小十歲，化療時候的痛苦真的是無法忍

受，而且也有身體的原因，最後她的化療還有兩次，實在是做不下去了，做完了就暈倒了。那次做完化療她回家就暈倒了也沒有人發現，直到她先生下班回來家裡才發現，那時她也做得七七八八了，可是身體實在虛弱得做不下去了，所以她先生和她商量，覺得就不做了。不過她現在也還挺好了。而她還是三陰，現在已經也遠遠超過了五年了。

另外我還有一位在霍普金斯的同事，她發現乳癌的時間只比我晚一個多月，可是我們倆也相互鼓勵，互通有無，所以我們也算是攜手共進的打了一場與乳癌戰役。當時我還不知道開心俱樂部，我們真的沒有什麼其他的地方有像開心俱樂部這樣這麼多有共同經歷的癌友們可以分享的地方。所以我後來加入開心俱樂部以後，就覺得這樣的組織，對乳癌的癌友們來說真的是一個特別溫暖特別鼓舞人心的地方。

如果有朋友家人的支持，對抗乳癌過程中會相對溫暖好過很多，家庭和朋友的支持十分重要。另一個方面，如果有和你一起戰鬥的癌友的支持和交流，也會更好，那樣你就會不覺得那麼孤獨，也不是世界上獨有自己一個人有這樣的痛苦，這樣的痛苦有人交流和安慰，而且你的每一種痛苦她們都能理解也都有一樣的經歷，會讓你的痛苦不那麼難以接受了。

問：看到您在整個治療以及後來的康復過程中好像一直特別樂觀和淡定，您是一直如此還是因為經歷過了這些才變成如此淡定和樂觀？

答：我想我大概本性就是這樣的吧。我一直都是這樣的性子，生活中就是有什麼問題，遇到了就想辦法解決。如果你自己有一個堅定的信念，直接面對自己的疾病，其實乳癌本身煎熬，過了治療的那一段時間就好了。

其實我們每一個癌友在治療之後，都會一直有一種復發的擔心

的。所以我後來到 2021 年檢查醫生告訴我乳房「abnormal」以後，我就已經和女兒商量是不是需要把另一邊的乳房切除，但是後來醫生說其實是一個「abnormal cell」不需要做手術，只要做一個簡單的微型手術就可以了，後來我的女兒陪我去做的這個小手術。

當然我們還是會自己比較關注，平時會經常自己做一些檢查，同時也會每年做乳癌的年檢，這樣保證自己做好自己能做的事情，然後剩下的就是，沒來我們就開心，如果來了我們就直接面對就好了。

問：在乳癌治療前後，您有沒有什麼生活習慣比如飲食，運動這樣的變化？

答：其實我還是一直比較注意飲食健康的，所以生病以後在飲食健康上我更加註意了。好像現在因為治療已經過去了很多年。算一算現在我的「乳癌年齡」都已經 16 年，所以現在飲食健康這上面也沒有剛結束治療時候那麼講究了。

不過鍛鍊身體的習慣我還是保持了，以前基本上不會去運動，因為根本顧不上，上班和照顧家庭孩子，已經佔據所有的精力了。而且在馬里蘭州，即使在治療期間我也一直在上班，我記得化療過後隔天我就去上班了，因為我的病假時間都用完了，而且當時我在實驗室主要從事一些管理工作，不用自己去做實驗，雖然虛弱，我也還是一直堅持上班。只是後來搬到加州以後，那時身體也需要休息，所以我就辭職了。直到 2012 年覺得自己身體能夠承受之後，我才又重新開始工作。

搬到加州以後，我就開始各種運動，跳舞，唱歌，瑜伽，排舞，走路，各種活動。現在這些運動的習慣就都保持下來了。我當時在 SanJose 有一個老年組的排舞的群體在那裡去跳舞，在那裡我結識了排舞群裡一個癌症協會的朋友，然後我通過這個朋友最後就認識了開心俱樂部的朋友。那是我和開心俱樂部結緣的機遇了。

問：如果對新近診斷的癌友，您有什麼比較好的建議？

答：我覺得有朋友新診斷出來乳癌的話，其實積極去面對是最簡單的辦法。既然有了這個，怎麼逃避也不能解決問題，還不如就直接淡然去面對它，相信醫生，相信科學，積極治療就可以了。

當然在積極治療的基礎之上，年輕一些的癌友們還是可以一樣追求身體的美好的。把自己搞得看上去美一些不是什麼不好的罪過的事情。比如說要必須切除全部的話，其實重建乳房還是可以的，對我們女人來說，保持自己的美麗也是我們愛自己的一個方式。一般來說，越是乳癌的早期，手術的影響越小，重建的可能性越大，方法越多，所以，我還是要建議女性朋友們要關注自己的身體，盡量做好早期的乳癌篩查。

還有一個建議，就是健康的生活方式，包括飲食，包括運動的習慣，還是很重要的。其實這些健康的生活方式不僅對癌友來說很重要，對每一個人來說都是十分重要的。

再有一個建議就是，其實人生都有很多方面，沒有必要那麼糾結「為什麼是我」這個問題。我們每一個人對會面對各種各樣的挑戰，如果不是乳癌，也許還會遇到其他的苦難和麻煩，有很多沒有罹患乳癌的人，她們遭遇到的困難或者挑戰甚至比乳癌更加困難和痛苦，有些甚至是無解的難題。隨著科學的進步，乳癌其實還算是一個基本上可以解決的困境，我們其實還算是幸運的，所以真的沒有必要那麼糾結。

問：你覺得開心俱樂部對癌友來說有什麼意義？

答：我加入開心俱樂部的時候我已經熬過了治療乳癌的時間，基本上最困難的時候已經過去了，但是能夠有機會和其他癌友分享我的經歷，我還是很開心的。加入開心俱樂部以後，我就一直在這裡做義工，主要是做一些電話探訪的義工，和一些癌友們分享一些自己的經歷，而且在做義工的過程中也還一直跟蹤乳癌治療的最新狀況，因

為你不知什麼時候什麼機會，也許你就需要這些信息了。我雖然不能像劉淑明那樣一直做這樣的講座分享，但是瞭解跟蹤並把自己的經歷和癌友們分享，也是一個能讓癌友受益，也讓我自己受益的事情。

而且我是一比較有好奇心的人，保持這種對乳癌發展和治療的最新狀況的瞭解，對我來說也是一個滿足我自己好奇心的讓我開心的事情。

在開心俱樂部最讓我敬佩的是沈悅老師，看到她經歷的這些，還能一直保持這樣積極樂觀的狀態，真的是我們最好的榜樣。她是一個經歷豐富又精力十足的人，而且她喜歡分享自己的經歷，也有智慧有方法通過分享自己的經歷來啟發和激勵她周圍的人。你看她既能寫又能畫，還能編劇，把自己的經歷有智慧有技巧地激勵其他人，推動乳癌的早期篩選，也鼓勵其他的癌友能夠堅定積極面對自己的疾病。

在開心俱樂部，大家一起分享自己的經歷，用自己的親身體驗去鼓勵和幫助其他的癌友，這是一個十分良好互利的事情。我曾經在上海的時候，朋友告訴我不應該把自己生病的經歷告訴別人，但是我覺得，如果有人願意聽，如果我的經歷分享出來能夠對其他人有什麼幫助的話，那我也覺得是一件十分開心的事情。

所以我可以說開心俱樂部是一個有共同乳癌經歷的朋友們在一起相互交流分享和相互幫助的一個大家庭。

第十三章

訪談錄——梁動人

我生長於台灣，曾旅居英國與美國，擁有豐富的跨文化生活經驗。曾任媒體人，投身灣區公益，為新希望華人癌症關懷基金會的資深義工；亦曾擔任「開心俱樂部」負責人，推動公益事業與社區連結。身兼多重身份——是女兒、姊姊、閨蜜、太太、媳婦、媽媽，與我的好好先生攜手育有兩位帥氣省心的好兒子。我和英國先生對旅遊充滿熱情。現在進入空巢期我們相繼走訪數十個國家，共同分享旅途點滴與珍惜體會人生。我相信：「世界這麼大，和你最愛的人一起去創造屬於自己的軌跡，有一天走不動了，才有回憶可下酒！」

1/22/2024

問：Ariel 你好，很開心今天能夠有機會和你在一起做這個訪談。我們這個訪談是為了開心俱樂部三十週年的紀念準備一些材料，我們會把這些材料，收集整埋成為一本反映開心俱樂部三十年的一個紀念性的冊子，來展現開心俱樂部的歷史，傳承，我們開心俱樂部的主要精神力量，我們如何在一起對抗癌症，相互關心支持，以及我們如何尋找力量作為癌友一起開心生活的。在這樣的背景下，請您來用您的經歷，來回答一些我們提出的關於您的抗癌歷程中的一些問題。首先第一個問題，你可以給我們回顧一下當時確診乳癌以後自己的感受和當時的情況？

答：我有兩次被確診了乳癌，第一次被確診乳癌的時候是 2007 年，我才 36 歲，兩個孩子也還小，那時候忙家裡忙孩子，忙得七暈

122

八素地，完全沒有想到會有乳癌這樣的事情，也根本想不到我會被乳癌擊中。當時被確診之後，因為我已經安排了家庭假日，所以我檢查出來之後也還是按照原定的計劃去過了一個家庭假期，度假回來以後就安排了手術。

我當時就是想著，乳癌來了就來了，我也沒有什麼辦法讓它不要來，日子還是要過的，所以唯一能做的就是直接面對它，按部就班地該怎麼治療就怎麼治療。這是生活的一部份，生活給我這樣的劇本我就跟著走就好了。

開刀之後到病理報告出來之前那段時間還是比較難熬的。我其實心裡還會有些不確定，因為在活檢之後只能說確定是惡性細胞，要到開刀之後把所有的惡性細胞都拿出來檢查之後才能確定這些惡性細胞的具體類型，以及這些惡性細胞有沒有向淋巴或者其他的地方擴散，才能有更詳細和具體的病理報告，根據這個報告才能來決定具體的治療方式。這個大概意思就是我知道自己被判了刑，但是不知到底是做幾天義工撿撿垃圾就可以了，還是要判處終身監禁。所以這個等待的時間還真是比較難熬的。

最後結果出來之後，我只能說我十分不幸，也同時可以說十分幸運的。我的乳癌不是特別嚴重，也沒有擴散，但是它的位置十分特殊，就在乳頭下面，所以我沒有其他選擇，只能全部切除。因為全部切除，所以也就可以做乳房重建。所以我也不需要做什麼放療或者化療。我手術之後吃了五年的藥，這個治療也算是結束了。

但是因為我做了一邊的切除重建，所以另一邊的乳房得乳癌的幾率會比較高，所以我一般六個月就要去檢查一次。每一年的固定檢查自然會緊張一些，我也基本習慣了這個步驟，每一年就按部就班地去做檢查，沒有新的狀況就是一個好消息。

直到 12 年之後，在 2019 年，我去檢查時就發現這一次我的右邊乳房也有一個腫瘤。其實這對我來說也是一件無法理解的事情，我做過基因檢查，沒有什麼基因方面的問題，我的飲食，生活也都很健

康很在意，也相對正常，在這十二年裡我的生活也十分順利，在家裡當全職媽媽，家庭孩子也都很省心，沒有什麼太大的壓力，然後這 12 年我還跑了一個馬拉松，可是不知道為什麼，這個腫瘤又一次光顧了我。

醫生說這就是沒法解釋，只能說是我的運氣不好吧。所以既然來了，我也和上次一樣，因為在這個之前我還安排了去走那個西班牙埃爾凱米諾的朝聖之旅那一程，因為是早就安排好的假期，我不能因為這個事情就改變太多，生活還要繼續。所以也像 12 年前一樣，我度假回來之後就安排了手術。因為我們每一年都有很細心地做乳癌篩查的檢查，所以檢查出來乳癌的時候都在很早期。真的也算是幸運，這次手術之後我不用放療化療，連藥也不用吃了。所以手術之後醫生還和我開玩笑說：「我可以擔保你這一生不用再擔心乳癌了，因為你身體上已經沒人任何乳房組織存在了。」

所以我覺得我就是生了一場病，這場病對我來說已經安全過去了，就沒有什麼回憶或者煎熬的必要了。就好像我們生了一場感冒，感冒之後，我們不會想到我得了感冒時是如何難過的，我們只要慶幸它終於過去了，然後繼續投入到下一天的生活就好了。

問：那在乳癌的治療過程中你有什麼特別猶豫糾結的地方嗎？

答：其實我的治療過程還是十分簡單直接的，因為對我來說沒有什麼可選擇的選項，只能是全部切除。我也就直接去做了，而且因為發現的都比較早，我也沒有經歷過放療化療的痛苦，就是第一次手術之後吃藥，雖然也會有一些副作用，也基本都在可以承受的範圍之內。對我來說治療之後調整自己的心態可能還是比較重要的。

問：你在罹患乳癌之後有沒有什麼生活習慣上的變化？

答：還是要有一些的，我的生活方式一直挺健康的，基本上能堅持每天一萬步，堅持最長的記錄是連續 330 天保持每天一萬步。即

使被迫中斷的日子，其實我也是達到了一萬步，只是因為坐飛機有時差，那個記步的表的記錄就被時差干擾了。而且我雖然沒有去全素食，飲食習慣也還是相對健康的正常的範圍之內，而且其間我還去跑了一個馬拉松。

問：在生病期間有沒有什麼特別挑戰或者特別印象深刻的地方？

答：我覺得也沒有什麼太多的挑戰吧。要說印象深刻的地方，我老公是一個工程師，我知道他對我很好，我在手術的時候，手術時間比較長，大概有六七個小時，對他來說那幾個小時估計是特別難以煎熬的，因為你不知道手術當時情況如何，也不知道手術以後的報告裡會有些什麼，這樣的煎熬，對一個典型的特別務實而且對我又特別好的工程師來說，我真的不知道他怎麼熬下來的。我記得我手術醒過來之後，我床頭有很大一束很漂亮的花，大概那也是他排解焦慮的一種方式吧，那時我們在倫敦，他從醫院走到了溫布爾頓附近的花店去買了一大束花然後又走回來。

手術之後家裡的日常生活對我們來說其實也沒有什麼太多變化。我也聽到很多關於乳房的變化引起家庭變故的很多例子，但是對我們來說其實沒有什麼太大的影響，因為我在切除的同時也做了乳房重建，從原來的 A 罩杯變成了 C 罩杯，所以我們的夫妻關係，其實也沒有什麼大的影響，這也算是「塞翁失馬，焉知非福。」如果轉化我們對待乳癌的態度，我們就可以從一個完全不同的視角去看這個事情。癌症就是癌症，既然來了，那麼我們就一起去面對它就是了，它來了就來了，我們面對它，處理完了也就過去了。

其實生活大抵如此，有好的事情，也有壞的事情，好的事情會過去，壞的事情也會過去的。好的事情過去了我們會很珍惜，那不好的事情，過去了也就過去了。乳癌自然是一件對我的人生有重要影響的事情，但是在我這一生，對我有重要影響的事情已經有很多，以後也

會有很多，比如上學生孩子買房買車旅行結婚這樣的事情，也會對我的生活有巨大的影響，生病也就是其中的一部分。當然也因人而異，有的人的病情的確比較嚴重，她們會遇到比較大的挑戰，就像你去爬 Mission Peak 和你去爬珠穆朗瑪自然是完全不同的量級，但是說到底，最難的並且更有價值的還是自己心裡的感受，以及你如何調整和面對自己生病這個事實，然後怎麼樣從生病中恢復出來的這個過程吧。

而且對我來說，我還是比較幸運的，因為在第二次手術之後，醫生已經很明確地跟我說，我不用擔心乳癌的復發這樣的問題了，那麼我這樣的隱藏的一些需要面對的問題也都沒有，反而更加輕鬆。

問：在你回顧你的乳癌治療過程中，你在應對疾病的過程中，有什麼性格讓你能夠平和度過這一段時間？

答：其實也不是什麼性格特點，我主要是覺得，不管出現什麼情況，日子還是要過下去的。怎麼樣把現在的以後的日子過好才是我更加關注的，我不是說我不注意自己，但是那時候我的孩子們還小，好像主要精力都放在照顧孩子們了，基本上都是在圍著他們轉，所以我也沒有那麼多想法以及把精力放在自己生病自憐自艾這個上面了。好像我就是找到自己日常的生活節奏，然後按照生活節奏一步步地走，所以很多時候我都會忘記我是乳癌幸存者這樣的事實，因為這件事已經發生過去了，不會對我有太多實質上的影響了，它就是一個完全的過去式了。

問：你是如何和你的孩子們討論和交流你的癌症病況的？

答：我在兩次住院治療的時候，孩子們的年齡不一樣，第一次的時候他們小，一個三歲一個一歲，我們也根本沒有辦法和他們交流關於癌症的話題，那時候只是告訴他們媽媽需要到醫院去住十天，十天以後才能回來。那時候孩子也不知道什麼狀況，只是在家裡計數，等

著媽媽回家的那一天。其實我是提前了三天就回家了，然後也沒有和他們說這些，因為好像那個手術之後也沒有什麼太大的影響生活的地方。

我第二次手術的時候，孩子們都大了了，好像上高中了，當時我們也是把需要手術的事情告訴孩子們了，可是我家兩個都是男孩子，好像高中期間的男孩子也沒有什麼特別多的反應，倒是他們的行為上，會有一些變化，比如在爸爸需要到醫院照顧我的時候，他們會在家給爸爸做好飯這樣的。只是我手術那一天，我家孩子那時候正在學打鼓，我記得他在我手術那天還搞了一個打鼓的籌款活動，從我一大早到去做手術開始打鼓，一直打到我的手術結束醒過來，我手術多長時間他就打多長時間。然後在油管上播放，那一次打鼓時間好像超過了 24 小時，然後聽眾可以在油管上點播，他就根據點播的音樂來打鼓，最後籌集的善款就捐給了美國癌症協會。他用這樣的方式來告訴我他在我的身邊陪著我，我也能瞭解他們表達愛的方式。

問：那麼乳癌這個事情，其實對你原來的生活節奏，生活的目標影響並不大？

答：好像對我來說就是如此吧。在我來說，這個乳癌的過程就好想我感冒了一樣，我「感冒」了一次，然後它好了，我一直也比較在意自己的生活盡量避免它再次降臨，時隔多年之後我又「感冒」了一次，然後它又好了，然後醫生告訴我我以後再也不會「感冒」了，你看如果這樣說，就會很容易理解了。

如果要說有什麼對我生活的改變的話，就是 2007 年，那天我要去做手術，要很早出門，然後那時候也有對手術的擔憂，也還是心裡十分擔心的。在手術前醫生說如果沒有擴散的話，我就馬上可以做乳房重建的，但是醫生給我看的那些照片都看上去比較怪，看上去跟芭比娃娃一樣，不太真實，我很難想象這個樣子，我就把自己的擔心告訴我的醫生，我的醫生跟我說還有另外一個病人，她前兩個月剛做完

了重建的手術，如果我願意，可以讓她給我看一看手術後真實的樣子。我就覺得太好了。然後我按照醫生給我的聯繫方式給她打電話，然後她很熱情地回復了我，並且相約到我家裡讓我看看她手術後的真實的樣子。我當時是十分感激的，你想我們素未謀面，完全不認識彼此，就因為我們生了同樣的病，看同一個醫生，她就這麼熱情地到我家裡把衣服打開，讓我看，這件事讓我的心裡十分安慰，我就在想，如果我也做好了，我也可以像她一樣去幫助別人。就像有人說的：「經驗是一盞暗淡的燈，只照亮走過的人！」真的只有走過這一段旅程的人才知道身處那個過程中的人的最深處的那種心情和感受，所以我就想如果我好了，我有機會的話也願意像她那樣去幫助其他需要幫助的人。

後來我好了，因緣際會從倫敦搬到了加州，先是在美國癌症協會加州華人分會做義工，後來新希望成立之後，我就加入新希望，我也是新希望第一任的理事會會員，我當時也是第一個以癌友的身份作為新希望的理事會會員的，後來加入參加開心俱樂部的活動，就有更多的機會和癌友們一起，姊妹們即使每一個的身體狀況和疾病狀況會有很多不一樣的，我們可能沒有辦法給出專業的醫療方面的建議，但是心理的部分，其實都是類似的，每一個人在每一個階段的擔心，關於自己和家人，關於每一個階段如何應對，關於「為什麼是我」，「下一步怎麼辦」，或者「未來會如何」，這樣的擔心其實都是相通的。所以有這些經歷過的人給出的經驗和分享，一定會帶來很多力量。這樣的陪伴，這樣的活生生的例子在身邊，真的是很大的安慰和鼓舞，讓人感到對未來的信心，感覺到自己不是孤單的。

我最記得開心俱樂部每次聚會的時候，郎媽媽那時都 80 多歲了，每次聚會都會穿得特別漂亮，然後會很開心地對大家說：「太好了，你們看我又多活了一年了」。那樣的時刻，真是鼓舞人心，讓人感到溫暖的，會自然地想，看看別人也在做到了的，我們也都可做到。這種榜樣的力量，是開心俱樂部一個不可替代的意義。

在開心俱樂部了每一次聚會和交流，都可以看到大家都是毫不保留的相互幫忙，分享新的資訊，交流各種的抗癌體驗，而且好像每一個人都是開開心心地積極面對生活，這樣一個群體給人的能量，真的是很有力量的。

問：對於新診斷乳癌的癌友，你有什麼建議？

答：我覺得第一還是要相信你的醫生，或者是選一個你覺得你願意相信的醫生。如果你找到了一個你願意相信的醫生，你就要相信你的醫生是最瞭解你的病況的人，你就要相信他，因為這個醫生的任務，就是治療你的癌症，把你從乳癌中拯救出來。所以你要相信他並且乖乖聽從醫生的指導一步步完成治療。

其次，我們知道現在有那麼對不同種類的癌症，其實每一個月，都是一種癌症知識普及推廣的月份，但是大家可能都沒有意識到，只有十月是乳癌知識普及和乳癌防治推廣的月份，好像這個已經深入人心了，因為乳癌是相對比較容易篩查和堅持的，也是相對治療成功的比例比較高的一種癌症，如果實在癌症不可避免，現在統計，如果以平均年齡 80 歲來看，如果能活到 80 歲，每三個人就會有一個人得癌症，那麼乳癌現在資訊那麼多，研究也特別透徹，有這麼多治療方式，可以盡量早期篩查，而且有這麼多針對性的藥物，那麼就算是得了乳癌，真的不算是世界末日，不用擔心那麼多。

所以這裡最要提出來的是，早期的乳癌篩查對後期的治療會有很大的幫助，越早檢查，越早期開始治療，那麼乳癌其實也不是那樣嚴重。所以，認真做好每年的乳癌篩查，是我們對自己的健康負責任的一種愛自己的方式，如果不定期做乳癌篩查，不在早期發現乳癌，等到後面，不論治療過程還是對生活的影響都會有很大的不同。所以愛自己，還是要按照醫生的囑咐，定期做好乳癌篩查。

問：你是怎麼走到開心俱樂部，在這裡你有一些可以和大家分享

的感受嗎?

答: 那時剛從英國搬回加州，當時為延續癌友生命籌措抗癌基金，美國癌症協會北加州華人分會舉辦了「抗癌義走」的活動，在這個活動中我結識了 Lanny，然後她特別熱心地找到我，和我交流彼此的各種抗癌體會，當時我也有些小的關於乳房檢查的需要，跟她談到這些，她就很熱心給我提供很多資訊，由此我也開始參加開心俱樂部的活動，並且後來也成為了開心俱樂部的會長，我們在開心俱樂部也經常搞一下各種各樣的活動，大家除了在一起分享和乳癌相關的資訊信息，交流自己的癌症體會，更多的我們也在一起做一些開心好玩的事情，吃吃喝喝的很多活動。後來新希望成立以後，我們開心俱樂部也能夠提供更多比如飲食，交通，財務幫助等更多更接地氣的服務，我們還搞了不少癌友的康復活動，其實做什麼都不是關鍵的事情，主要是大家在一起喝喝茶，聊聊天，做做香皂，摘幾個橘子，然後順便搞一些活動，很快，大家就在一起放鬆了，也沒有那麼多顧慮了，我們更像一個癌友們自己的互助小組，讓大家在一起心裡不感覺那麼孤獨，而且你知道你的每一種感受，在這個互助小組里都有回應，這種理解和回應，即使你的家人或者你的伴侶，他再愛你，他也沒有辦法體會的。這就像你和一個男人說生孩子什麼感受，他雖然關心愛護你，可是他是無法瞭解和回應你的感受的。

問: 作為曾經的開心俱樂部的負責人之一，你會如何向普通群眾去介紹這個組織?

開心俱樂部是一個癌友們相互交流資訊，抱團取暖的一個溫暖的大家庭。對我們自己我們可以有很多話來說，但是如果介紹給沒有得過乳癌的朋友，我覺得開心俱樂部的主要意義還是一個乳癌認知普及的作用，其實就是一句話:「我得過乳癌，你有沒有去做乳癌篩查?」很多人都覺得自己不會得乳癌，所以會輕視乳癌的早期檢查，其實真的發現越早治療的效果越好，相對的對生活的影響就越小，所

以如果開心俱樂部能夠提醒我們這個俱樂部的女性朋友們記得每年去做乳房檢查，就已經是一件意義重大的事情了，這個能幫到很多人減少無數的不可彌補的遺憾。

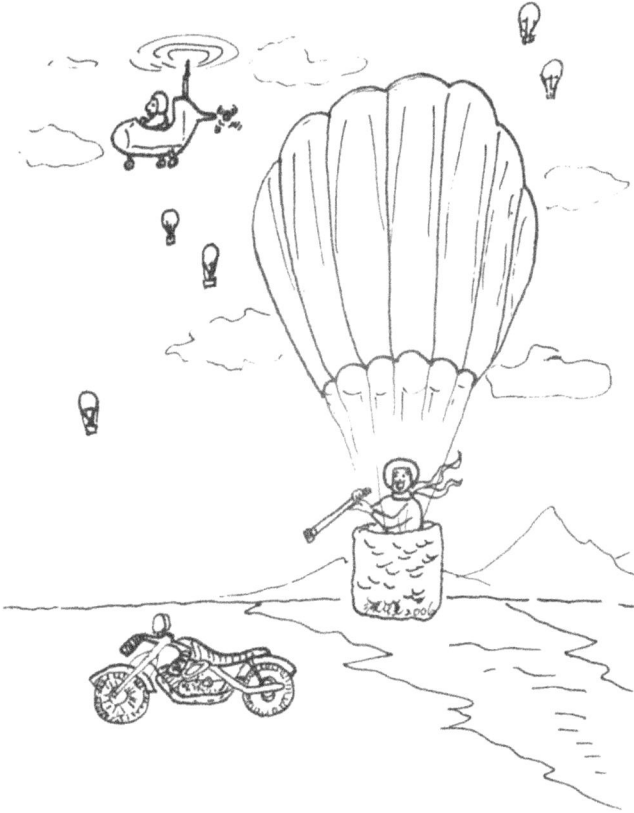

"做完了癌症治療，現在是天不怕地不怕，什麼都敢玩。"
"After surviving cancer, I became fearless. Now, I'm doing all the things I used to dream about."

第十四章

訪談錄——萬致昆

　　我叫萬致昆，90 年代從台灣到加州從事會計工作。我罹患乳癌到現在已經 35 年了。我有兩個女兒，都是老師，還有一個兒子，是醫生。我有九個孫子一個孫女。我在灣區做了 30 多年的癌症病人服務的義工，我至少幫助了 500 以上的病人，尤其後來做了長時間的臨終關懷服務。我平時喜歡一些簡單的運動，喜歡參加演講，和朋友們一起活動。

9/26/2024

　　問：Bernie 姐姐你好，很開心今天能夠有機會和你在一起做這個訪談。我們這個訪談是為了開心俱樂部三十週年的紀念準備一些材料，我們會把這些材料，收集整理成為一本反映開心俱樂部三十年的一個紀念性的冊子，來展現開心俱樂部的歷史，傳承，我們開心俱樂部的主要精神力量，我們如何在一起對抗癌症，相互關心支持，以及我們如何尋找力量作為癌友一起開心生活的。在這樣的背景下，請您來用您的經歷，來回答一些我們提出的關於您的抗癌歷程中的一些問題。首先第一個問題，你可以給我們回顧一下當時確診乳癌以後自己的感受和當時的情況？

　　答：我叫萬致昆，我 1990 年查出來有乳癌，當時也沒有什麼其他的華人癌症組織，只有美國癌症協會有一些義工。那裡的志願者和我聯繫，但是也很難有什麼其他的面對患者的醫療相關的信息。那時候因為這些原因，我就到處找乳癌相關方面的資料。那時我們的資料

主要還是在圖書館才能找到一些可以打印的資料，而且都是英文的內容。那時候治療的方法也有限，我覺得能找到一些都是不容易的。

那時候好像也沒有聽到周圍有誰可以商量的，所以治療，放療化療這些，都是一步步自己摸索著踏過來的。我覺得自己的治療的過程其實和大多數乳癌癌友差別不大。我主要分享一下我經過治療之後是如何開始接觸癌友並投入到各種癌症病友的幫扶安撫活動中的，這樣可以嗎？

問：當然可以了。我聽到很多關於你在華人癌友臨終關懷方面的事情。那請您給我們分享一下你這些年在癌友幫扶服務上的一些事情？就從你開始作為開心俱樂部的最早的三個創始人之一開始好嗎？

答：好的。在我自己的治療之後，我更多開心地是我自己的摸索過程，可以分享給很多和我一樣有需要的朋友。我治療結束之後也到了美國癌症協會去做義工，看看有沒有什麼我可以幫助別人的。一個偶然的場合，聽到周圍有朋友說知道另一個華人朋友有乳癌，每天都是在家裡哭，那都是 1992 年的事情了，因為我在美國乳癌協會做義工，第一次開始去探訪病人，這個病友就是朱彥英。我就和她約了，看看有什麼我可以幫到她的。那個時候我也是和她一起去治療，放療化療的好多問題和她一起問醫生，當時我覺得挺好的，我的知識可以幫到她。

後來到了 1993 年，我的第二個病人就是韓慧英。當時在美國癌症協會，做義工，作為東方人，我們也會有其他族裔的，比如菲律賓人，越南人等。當時朱彥英也是患了乳癌之後，在那裡做義工，做很多華人癌症的活動，所以在做義工的時候我就認識了她。後來我和朱彥英，韓慧英我們三個人也是在這裡做義工。於是在 1994 年的十月份，我們這邊成立了開心俱樂部，幾乎在同一個時候，邱慈艾也在美國癌症協會那邊成立了一個在 Fremont 的華人為主的美國癌症協會

的灣區華人分會。

我們成立開心劇樂部的主要目的是為了幫助華人在灣區的癌症患者去瞭解如何治病，瞭解癌症相關的信息。那個時候很多癌症患者其實對很多信息都不瞭解，比如在哪裡看病，如何找醫生，如何治療，有什麼相關的治療方法和理論，在和醫生商量治療方案以後治療過程中對自己的病情很難有什麼瞭解，信息也有限，有這樣一個組織大家可以一起商量分享，還是挺有作用的。剛開始我們只有十幾個人，每個月大家在一起開個會，談論一些病情和治療方法，分享一些治療的和生活的信息。後來我們和邱慈艾她們聯繫上了以後，也一起搞了很多活動。我和邱慈艾在一起做義工也有 32 年了，這麼長時間我們一起參加和搞了不少活動。她很忙，也有很多需要她做的事情。每一次她如果有什麼事情需要我分擔，我一定會不遺餘力的。前一段時間還在這裡的一個活動遇到了她呢。

之後的 30 多年，我一直在做義工，我覺得自己最大的體會就是當時每一個病人開始都在黑暗裡打滾，不知道自己該何去何從，我們如果和她們接觸，或多或少可以對她們有一些幫助的。我們的仕務就是和她們接觸，看看瞭解一下她們的需要，然後把她們需要的資源安排給需要的人。我剛開始的時候，一天有時候會接觸三四個病人，給他們提供適當的幫助。比如有的人去放療或者化療需要車接車送，或者有人英文不好和醫生的交流需要翻譯或者對病情報告需要有人中文講解等等。到後來在開心俱樂部就有各種各樣比較全面的對癌友的服務。

開心俱樂部的活動其實早期大部分都是和美國癌症協會一起，我們和她們一起搞活動。後來我們因為和美國癌症協會的灣區華人癌症分會有一些看法和操作上的不同理念，我們十多個人就決定開始成立自己的組織，這樣就有了新希望華人癌症關懷基金會，這樣可以突出我們工作的重點還是面對華人的癌症朋友們，也突出我們是一個癌友們的互助組織。

　　成立了新希望華人癌症關懷基金會之後，我的工作的重點就轉移到主要幫助臨終關懷的病人了。我們那麼多義工，很多年輕人，她們面對這樣的病人會有一些困難和壓力，所以後期我的重點就是這樣的一些病人了。

　　有時候我看到臨終關懷的病人，是十分需要耐心和愛心的，因為她們已經到了生命的最後了，除了要耐心關懷之外，還要提醒她們去處理很多不得不處理的事情。照顧她們的家屬也基本上需要 24 小時照顧，十分繁重且壓力巨大，我們也會提供一種叫做「喘息服務」的，一般一次 2 個小時，這樣家屬可以利用這一段時間去理個髮，收拾一下心情，或者處理一些日常的雜事兒。而且在臨終關懷的病人，會有一些身後事，比如要設立一個生前信託等等。我們發現大部分癌友到這個階段都是沒有設立生前信託的，而且已經病成這樣，可能也沒有想到。還有比如葬禮的方式，是火葬或者土葬，葬禮上的照片，骨灰盒的樣式，還有如何和喪葬儀式的機構聯繫之類的，這樣的事情，雖然殘忍，但是還是十分必要的，我們會在病人還清醒的時候提醒家屬和病人協調好這些，並且在有可能的情況下也提供盡可能的幫助。一般在最後的時候，病人清醒的時候比較少，一般在她們清醒的時候，他們的任何需要我們都盡量滿足，也希望病人在最後離開的時候心裡沒有遺憾，也希望他們的家人的心裡也會減少一些遺憾吧。

　　在三十多年的義工，尤其是後面我做臨終關懷的義工，投入了很多時間和精力，我要感謝我的先生，他從來沒有抱怨或者一些負面情緒，家裡的孩子，家務這些他都自己承擔，也從來不會抱怨我沒有做飯或者沒有管孩子們的事情，他知道我把病人放在第一位，也尊重我的選擇。

　　問：你在這些癌友的服務中，有哪些比較有挑戰性的工作？可以給我們一些例子嗎？

　　答：在三十多年的義工過程中，也有過很多比較困難的例子。我

有一位病人，他那時 37 歲，從來沒結過婚，當時他確診胰腺癌，他找到我們申請需要幫助。但是他提出要求他需要幫忙但是不希望有人到他家去探望他。那時候我就和送他去看病的司機說，他到斯坦福去看病的時候，我要和他一起去。那時他媽媽從上海來照顧他，和他一起看醫生，可是他媽媽也不懂英文，也不瞭解癌症的信息。我就和他媽媽商量可不可以讓我陪他去見醫生，這樣我可以瞭解他的情況。他媽媽同意了，這樣他媽媽在外面等著，我就陪他去看醫生。可是等我們進去時，醫生一看到他就問他「你決定了沒有呀？」我也不知道前因後果，就問醫生需要決定什麼。醫生不太耐心地說病情已經到了這個程度，要決定是不是做化療。我就和醫生說我要先和病人談一下再回答他。

後來醫生出去了，我就問他想不想做化療，可是他就問我「什麼是化療」。聽到這樣的問題，我才發現他對自己的病情和治療一點兒也不懂，根本也不明白。原來這個病人是上海復旦來的一個學生，在美國讀了兩個碩士，第二個 MBA 在讀期間就患上了癌症，一邊生病一邊還在念書。我當時十分吃驚，也十分生氣，等醫生回來了我還和醫生吵了一架。我跟他說：「這是你的病人，生病到了這個程度，你問他要不要做化療，可是到現在，他連化療是什麼都不知道。」醫生就說自己不知道病人的情況，也沒有人跟他反饋。我就說：「這是你的病人，你怎麼能夠不知道呢？」我對醫生說：「如果你沒有時間，你找一個能夠給病人把這個病情和治療講解清楚的護士，讓護士把他的病情和治療狀況詳細解釋清楚了，然後再繼續下一步。」

到這個時候，我才瞭解到，他生病之後，自己回到上海做了手術，以為做完手術就好了，沒想到又復發了，經過了這麼長時間，我們都以為他對自己的病情以及這個病的信息至少有一些基本的瞭解，原來他根本就是迷迷糊糊的，完全不知道。他的情況也不是語言的問題，只是他的思維方式可能有些不一樣。

後來我就告訴病人他到現在這個情況，在斯坦福這樣的醫院，當

時有一個 FDA 新批准的治療方法，所以我們又花了好長時間，又各種和醫生溝通，給他申請這樣的新的治療方法。折騰了好久。

另外另一層的困難是他和他媽媽的交流也是一些障礙。他媽媽是上海知青下放到東北時候生了他，後來單身自己帶著孩子，所以他在上海上學的時候他媽媽還在東北。他媽媽和他的交流也十分困難並十分有限。那時候他很多時候就是和我交流。那時候他背疼很難受，每天一醒就給我發信息問我起來了沒有。一旦知道我起來了，就讓我去看他。所以那個時候我基本上每天早上 7 點多鐘就過去找他，我到了以後就扶著他把他連扶帶抱地安置在客廳里，給他弄吃的喝的照顧他。他媽媽和他住在一起，媽媽也很著急擔心，也睡不好覺，沒有什麼精神去照顧病人，從上海到美國人生地不熟的，也做不了什麼事情就是空著急。所以每次我一去了之後，他媽媽就躲開在自己的小屋子里也不和他有什麼太多的交流。我基本上每天一早到那裡一直到下午甚至晚上才能從那裡離開。我根本沒有其他時間做其他的事情。

到後期他晚上也不能睡覺了，我們最後也幫他申請上了斯坦福的新的治療方法。那時候他在那裡治療，我也要陪著他。而且，他媽媽估計也和他在生活理念上十分不一樣，他那時跟媽媽說要吃漢堡，他媽媽就說漢堡臭，也沒有營養，不給他吃這個。可是他媽媽自己能做的膳食也有限，那時我和他媽媽說一個男孩子需要足夠的營養，可是他媽媽也不理解。還一直抱怨孩子吃得太多，可是他就總和我說吃不飽。就這樣，他媽媽還會抱怨他吃得太多也不健康所以才會生這樣的病。

我在旁邊真的很難過，自己的媽媽，在這樣的時候不會安慰人，還在雪上加霜，抱怨孩子現在已經完全沒有以前的樣子了。那個時候我就想，媽媽可能也沒有意識到孩子的狀況，所以每次他和我說要吃漢堡，要喝可樂的時候，我就中午偷偷地給他買了，趁他媽媽在自己屋子里時候偷偷給他吃，他吃完喝完我再偷偷把包裝盒餐盒之類的

拿到外面扔了，還不能讓媽媽發現。我想著，這樣的病人，已經到了這個地步了，媽媽還在抱怨孩子現在的狀況實在不能和生病之前相比，嫌棄孩子，我是不能理解，也十分難過的。

所以到了後來他病情加重，晚上不能睡覺了，他媽媽要求之後，他們晚上又請了一個護士。這樣每天從早上七點到晚上十點我陪著他，到晚上十點之後就有專業的護士陪他。有時候他白天要睡覺，可是他背疼，沒辦法躺著睡，他就把頭靠在我的肚子在我的懷裡睡，我就站著讓他靠在我的胸前，這樣他才可以稍微安穩地睡上一兩個小時。我就是把他也當做我自己的孩子，如果是我的兒子，我也會這樣去照顧他。

其實那時候我也不是覺得累，也不是覺得心理上不能承受這樣的事情，我就是覺得心痛，一個人生病到了這個程度，他媽媽也不會對他有一點兒遷就。可是直到後來，他一個同學從外地來看他，注意到他的媽媽也在那裡，就跟我說他媽媽看著精神狀態實在不好。我才發現，因為他媽媽經常在我來了之後就到自己的房間里，屋子裡也不開窗，遮得嚴實，我也沒注意。直到他同學提醒，我才注意到，我趕緊找新希望讓他們找了另一個義工帶他媽媽去檢查身體，才發現原來他媽媽也檢查出了癌症。這樣在這個屋子里我就同時有兩個癌症病人需要照顧了。

他媽媽檢查出來癌症之後，就想回上海去看病，因為在國內有保險，可是他又不願意媽媽回國，他說他知道如果媽媽這次回國，他就永遠也見不到媽媽了。所以他不願意媽媽回去。其實他們的經濟也沒有那麼緊張，他說他有錢給媽媽看病。最後媽媽不肯，也覺得沒有必要自己可以回國有醫療保險沒有必要在美國這裡花這些錢。所以媽媽一直說要回國。可是他們倆個人就這個問題也不能達成一致。

我知道其實他的時間也不多了。我記得那個早上一大早，值班的護士就給我打電話，問我能不能早一點來看他，她說「你來看看不知道為什麼他不動了。」我著急忙慌地就趕緊去看他，他們已經把他拖

到門口在地下躺著了，平時他背疼是不能躺著的。我知道我們已經不能再做什麼了，我馬上打電話聯繫 911，同時也聯繫了他的老闆。其實他老闆對他真的挺好的，他生病這麼長時間，老闆都是給他全薪，這個年輕人真的很能幹也是個很有能力的人。所以我就和他老闆到他公司去看看他有什麼身後的權益，看看有沒有什麼剩下可以領的薪水呀，還有人壽保險這一類的東西。因為我自己本來就是註冊會計師，所以我就一樣一樣給他安排，聯繫殯儀館，安排葬禮等等。我記得當時是一個週五，這邊臨時聯繫殯儀館都說周日不上班，而且臨時安排很麻煩，但是我就是需要快，哪怕是周日也需要安排，因為我知道他媽媽飛回國的機票是週二。我的想法是在他媽媽上飛機之前幫他把這些所有的事情都安排好了，他可以安息，他媽媽也可以安心回國治療。

那幾天他有好幾個同學都很幫忙，幫他媽媽來收拾東西，而且我也是才知道他的同學好幾個都是從東岸飛過來，或者從西雅圖等比較遠等地方趕過來，希望看他最後一面參加他的葬禮的。在葬禮上才知道他這些年幫助過很多同學朋友，所以大家也很感激他，知道他的葬禮都來表達一下對他的感謝。我想我們能在最後的機會讓他媽媽看到自己的孩子被同學朋友感激懷念，也算是替他了一個心願吧。所以葬禮之後兩天他媽媽也算是安心地坐上了回國的飛機。

那一段時間，我的腦子裡什麼都沒有，完全都被他的事情佔據了。我記得在他去世之前我和他談到關於他的遺囑，以及他的各種銀行信息的問題，他說他的戶頭都有他媽媽的名字，結果我們一查，他的銀行戶頭，退休金戶頭都沒有他媽媽的名字，還好我們在他生命的最後幾天和他商量幫他弄了一個信託，這樣最後真的省了好多麻煩，後來在他同學的幫助下，才一點點整理出來。那一段時間就他的事情每天我都需要十多個小時。

後來他媽媽也一直和我保持聯繫，前一段時間，這位媽媽也去世了。她回國也就兩年多吧。

問：您是為什麼選擇做臨終關懷這一類的義工？

答：我自己得癌症的時候，當時沒有什麼人可以幫我，我當時是十分慌亂的，我當時花了很多時間去瞭解相關的知識，這些時間和精力的投資，如果能夠和人分享，能夠幫到別人真的是很值得的。後來我和韓慧英朱彥英她們經常在一起分享這些知識，交流一些其他人聽不懂也很難感同身受的話，我覺得十分有意義，有一句話說「施比受有福。」有時候我遇到的臨終關懷的病人，就兩天就去世了。我有一個病人，才 30 多歲，頭一天第一次去探訪他的時候，他在病房，他的太太帶著孩子在外面的小公園玩，當時還和他聊天，沒想到第二天就接到電話說他去世了。我就在想，每一個病人，我不知道他們的終點在哪裡，所以在當時為他們多做一些就多做一些吧。

而且有時候做臨終關懷，很多時候不僅僅是一個病人的事情，更多是一個或者多個家庭的事情。要幫助他們協調他們之間的關係，這樣他們之間能少一些遺憾，同時也能根據不同的情況，既安慰和鼓勵幫助病人，也安慰和鼓勵幫助他們的家人。我記得有一個病人，也是到了臨終關懷的階段，他是微軟的工程師，很年輕，當時他住在 Livermore，家裡兩層樓，他就一點兒也不願接受臨終關懷的培訓，每天他太太要把他從二樓臥室背到樓下，上上下下的，我到了以後就和他太太一起做他的工作，花了 3 個多小時才說服他願意住到樓下來。後來也是很多事情都是一點點能夠和他商量著辦，到後來每次義工探訪他都指名要求我去看他，我也沒有其他辦法每次都跑那麼遠去探訪他。

在臨終關懷的這些年，也看到很多讓人心痛的事情，有一個病人，我去探訪她的時候她一個人，跟我說她生病之後她先生就和她離婚了，這樣的時候我就很難過，她已經有了癌症，還要遭到這樣的待遇，真是很難過，這樣的時候真是考驗人性的時候。

問：我因為接觸開心俱樂部的人，看到的大部分都是有一個比較

強有力的支持系統，家人，夫妻，父母兄妹，朋友，還有社會資源。所以看到一個龐大有力的支援體系對癌友的巨大作用，這個您怎麼看？

答：看到的病人多了以後，會遇到各種各樣的事情，尤其是在臨終關懷階段的病人身邊各種事情都會發生。有時候也不是這些家人不支持，比如對於葬禮的安排，有各種選擇，家人之間就可能有不同的觀念，所以要幫助他們協調，因為最早所有的矛盾都會影響到病人，幫他們也是幫助病人的一部分。而且，有時候由於有一些家人的觀念和一些想法，尤其是在最後的一些階段，會有很多各種衝突需要幫助病人去協調。

我記得一個病人同時得了三種不同的癌症，不一樣的醫生不一樣的治療方法，他還有一個90多歲的媽媽，他不想媽媽知道他的情況。所以那一年我放下了其他所有的事情，也沒有再安排其他的病人，全部精力都用在他的身上。他三種癌症，就是和不同的醫生交流幾乎都花費了我大半天時間，然後還要幫他協調時間，安排各種治療，幸運的是，經過治療他一直到現在都還挺好的，要說起來這也已經有快十年了，他也還在，也算是一個奇跡吧。

問：在您做義工的三十多年，看到癌症的治療技術是如何進步的？

答：科技的發展真的太快了。我記得在我治療自己的癌症的時候，我在斯坦福醫院打完了化療針以後，我連門都走不出去，是絕對需要幫忙的。我先生那時候就扶著我連抱帶扶才能把我帶上車回家。而且那時候止吐藥的副作用就是會臨時地喪失記憶，我因為害怕這個副作用，就不敢吃止吐藥，所以那時吐得很厲害。現在在化療打針之前都是先吃止吐藥，很多人我和她們一起去化療的時候，他們都會說沒什麼反應，有些人會在化療之後直接回辦公室了。而且現在因為治療的精准，針對不同的人不同的病情，藥物的劑量也會有合適的調

整，所以這些放在一起的結果就是化療的反應比三十年前要少了很多。

藥物的進步，治療方法的調整和精准，醫生對這些疾病的更多瞭解，很多方面結合在一起，現在的癌症治療要比三十年以前更精准更有效也更少負面反應，不得不說這都要感謝科技的進步。

可是另一個讓人心痛的觀察就是以前癌症病人一般還是有了一些年紀的，可是現在一個特別明顯的趨勢就是癌症病人開始年輕化。我曾經有好幾個病人，都是肺癌，都還只是三十多歲的女性。

問：您個人癌症經歷對您照顧病人是有什麼作用和啟發？

答：因為自己有癌症治療的經歷，有時候可能有一些自己的體驗可以和其他癌友們分享。一般很多人都會問我罹患癌症以後應該吃什麼，怎麼吃這樣的問題。病人的病情不同體質不同，各有各的要求和喜好。我有一個癌症病人，他有一個媽媽在拉斯維加斯，本身也是一個在臨終關懷的病人，他在癌症治療的過程中還要每隔兩個星期跑一趟拉斯維加斯去照顧自己的媽媽。每一次去都給媽媽帶過去在家裡做的飯食，可是媽媽只是百般挑剔，讓他十分為難。後來我給他做工作，讓他說服媽媽搬了過來。因為他這樣的病情，有妻子有孩子，已經很多事，還要這樣來回奔波拉斯維加斯就太累了。他的病情不允許他如此勞累。後來他媽媽搬過來之後，我才慢慢瞭解到，原來媽媽不滿意兒媳，所以借著這個事情表面上說兒子，實際上是發洩對媳婦的不滿。我就開始慢慢一點點和媽媽聊天。我發現媽媽總是抱怨兒媳不收拾屋子，屋子里亂糟糟的。我就帶著她一點點去看看屋子，發現家裡為了把比較大的房間騰出來給媽媽住，不得已都要把好多東西堆在車庫或者其他屋子里，所以屋子里就堆得比較多，但是其實這位媽媽住的屋子，孩子們還是每天幫她收拾得很整齊。還有這位媽媽總是抱怨飯食不好吃，我就找機會讓她看看她媳婦為了照顧她這個病人，每次都用更好的食材做了給媽媽吃，我就把家裡其他人吃的

東西和專門給她吃的東西都拿到她面前給她看，這樣一點點兒地讓她看到這個家庭對她的關照，慢慢地，這個媽媽也意識到了自己的偏見，這個媽媽和兒媳在媽媽最後的一段日子里關係開始和睦，這樣媽媽和兒子都能更好地面對自己的病情，一家人患難與共，雖然不久之後這個媽媽去世了，可是他們的家庭關係就比以前好了很多，媽媽去世時也少了很多遺憾。

所以照顧病人，很多時候處理他們的家庭關係，還有適應或者改變他們的一些觀念，真的是比病情本身更困難的事情。這裡就要說到我們新希望和美國癌症協會一些理念上的區別。比如在我照顧病人的時候，看到病人想坐起來而自己做不到，我覺得自己就有責任去提供幫助，但是在美國癌症協會，他們因為一些責任保險的原因是不允許我們去這樣幫病人的，因為他們害怕因此惹上訴訟，所以我們因為這些理念的原因，我們就決定從美國癌症協會獨立出來自己做，而為了更簡單更直接地給我們的癌友們提供最合適他們的幫助，我們也把我們的服務對象縮小到亞裔或者華人的範圍，這樣我們可以提供更多適合病人家庭需要的服務。還有一個原因是我們更關注的是為癌友們和他們的家庭提供服務，同時我們也不像美國癌症協會那樣更多精力投入到關於癌症的科學研究上。所以從美國癌症協會獨立出來成立新希望華人癌症關懷基金會是我們自己選擇的一個方向。

問：我上次在臨終關懷去看了 Tiffany 之後，我花了很長時間才把自己從那種情緒和感受中調整出來。您可以給我們講一講你是怎麼把服務對象一步步轉變成為服務臨終關懷的病人的？這其中您經歷了什麼樣的心理變化，有什麼樣的調整過程？

答：調整過程還是十分需要的。因為我自己是癌症幸存者，所以在剛看到臨終關懷的病人的時候，我也是十分敏感和難過的。可是後來我也就在想，如果我不去看這個病人，如果沒有人去看這個病人，她會怎麼樣，會帶著怎麼樣的心情去面對自己所剩不多的日子？每

一個人剛發現病情的時候都是在黑暗中一點點摸索。那時候我帶著病人經常在醫院一呆就是一天，陪著病人，我覺得這樣的日子雖然辛苦，也是值得的。而且有時候一些帶著關懷的親情也許就能支撐一個病人完成癌症的治療，失去的這樣的陪伴和關懷，他們中間就會有很多人放棄治療，放棄生命。這樣的關懷，真的就是給他們這個人世間一些希望。

做一個臨終關懷的志願者，更多是要學會聆聽。要讓他們有機會敞開心扉把自己最關心最想要的解決的問題擺在面前，這樣才可能找到根本給他們提供最合理的幫助。而且這樣就要求志願者需要更多耐心。我個人的本性不是很喜歡和人交流和接觸的，可是我自己曾經是癌症病人，我知道作為病人時候的感受和需要，我花了很長時間通過很多不同的方式去調整自己的情緒，比如插花，比如合唱，但最後我發現對我來說，我認為最重要的事情還是去幫助癌症病人，如果能夠幫助到他們，我就會覺得很開心。也是在不斷的這樣的志願者的工作中我逐漸積累了經驗，也增強了自己的心理承受能力吧。有時候其實只要去做，慢慢就能自己適應調整了，如果還沒有開始做就先想很多，反而是給自己壓力。

問：您是如何平衡自己做義工的需要和自己家庭生活的需要的？

答：我當時生病的時候，我的三個孩子們都已經大了，所以我沒有那種孩子很小需要照顧的體會。但是我家孩子們都知道也都尊重我把病人放在第一優先這樣的做法。而且我先生也十分理解我，這個真的要十分感謝他對我的包容和理解。我只要說是病人需要我，他都會理解和支持我。我記得有一次一個病人晚上十點多給我打電話問我能不能去他那裡，他說他吐血了。我和先生說我要去看病人晚上估計回不來。我先生也能理解。我到他那裡的時候，看到他吐了滿馬桶的血。他是一個做了肝移植的病人，當時我其實應該是打 911 的，可

是我當時腦子真的反應不過來，我都不知道我是怎麼把他從家裡開車弄到斯坦福醫院的。我就記得當時拿了一個大垃圾袋，因為想著他會吐血，有可能吐到車里。我當時都不知道自己怎麼就開著車過去了。我以前沒有看到人吐那麼多血，面對這樣的情況其實我也是不冷靜，也不是那種很理性的人，只不過遇到的不同情況多了，慢慢才學會了去處理這些情況。

那天晚上我在斯坦福急診一直陪著他，直到第二天他被收住院了，我才回家。所以我真的要十分感謝我先生，沒有他的支持和理解，我也不可能這樣當志願者三十多年堅持下來。

問：您這三十多年志願者的經歷對您的生活方式有什麼影響？

答：其實我也談不上什麼自己的生活方式。我的生活方式就是我服務的病人的需要。我的生活方式都是跟著他們的需要而產生的。而且我的很多服務的病人最後都成為我多年的好朋友。我記得以前孩子們要上課外興趣班的課程，好像都是我先生接送，我都沒怎麼管過。所以，沒有我先生百分百地支持，我也做不到這一點。

我的孩子們知道我在做義工，他們經常說有一個「特麗莎修女媽媽」，他們會說我是特麗莎一樣的媽媽，所以現在我家三個孩子，九個孫子一個孫女，他們都十分獨立，也十分能夠尊重和理解我的選擇。所以我也在想，我這麼多年最大的感受，就是：「施比受有福」。

問：你在這裡还有什麼想要對開心俱樂部的朋友們說的話？

答：我自己的癌症病情，我還是十分聽醫生的話，按時檢查，定期復查。我也經常提醒周圍的親人朋友定期做乳癌的檢查，這真的是十分必要的。我的四妹是一個醫生，每一次我提醒她去做乳癌篩查的時候她還開玩笑說她是醫生比我懂得多。後來我們有一次一起回台灣，那時候我昏倒了住在台灣的醫院了，所以就讓那裡的醫生順便也給她做檢查，那時候我才知道她已經五年沒有做過乳癌篩查了。當時

檢查結果一出來我就要暈過去了，她的那個乳癌情況已經十分嚴重了，雖然她後來也馬上回到美國積極治療，可是已經太晚了，很遺憾她後來去世了。所以對周圍的熟人朋友，我會經常提醒大家定期去做乳癌的早期篩查，早檢查一則心安，二則早發現早治療真的可以減少很多不必要的治療困難和不必要的生命損失。

　　所以我很感謝也很高興有開心俱樂部這樣一個有共同乳癌經歷的朋友們在一起相互交流分享和相互幫助的一個大家庭，也很幸福能經常和大家一起活動，分享生活中的開心與快樂！

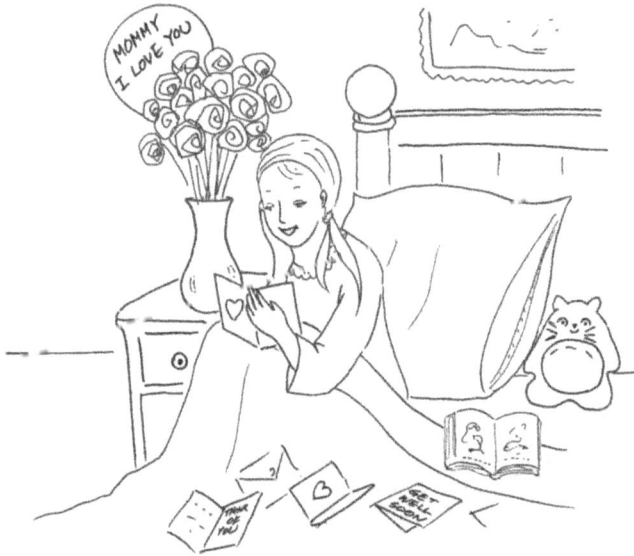

"花、卡片和笑話書比什麼特效藥都靈。"

"Flowers, cards and comic books are better than any medicine."

146

第十五章

癌症資訊的獲取與評估

甚麼是癌症

美國國家癌症研究機構（NCI）將癌症定義為一種可能發生在身體任何部位，種類繁多，看似雷同，又迥然有異的一種疾病。所有癌症都始於人體的細胞，人體是由多種不同類型的細胞組成的。當較老的細胞死亡時，正常的細胞仍然不停地在生長和分裂，產生更新的細胞，以維持生命。不幸的是，有時在新細胞產生的過程中，發生了異常的變化而形成了不正常的細胞。由於身體出現了不正常的新細胞，或死亡的老細胞並未消逝，這些額外的細胞形成腫塊，稱為組織增生或腫瘤。大多數癌症都會先形成腫塊，稱之為腫瘤。但並非所有腫瘤都是惡性的，也可能是良性的。

良性腫瘤的細胞不會擴散到身體的其他部位，最重要的是，良性腫瘤很少對身體造成傷害或對生命構成威脅。惡性腫瘤就是所謂的癌症，惡性腫瘤細胞分裂異常，是一群不受控制的癌細胞，它們不斷地侵入並破壞周圍組織，藉由血液和淋巴系統轉移或擴散到附近的組織和身體的其他部位，造成可怕的癌症轉移。

並非所有類型的癌症都是以腫瘤的形態出現，例如：白血病是骨髓和血液方面的癌症，在白血病的狀況下，癌細胞是不受控制地在血液中累積增長的。癌症的分類，取決於細胞開始異常分裂的原始部位，而非擴散到的部位。例如，肺癌最早開始於肺部，之後有可能擴

散到肝臟。

美國國家癌症研究機構，把癌症分成以下主要類別：

- 癌（Carcinoma）
- 表皮細胞或器官及組織的外皮
- 惡性肉瘤（Sarcoma）
- 骨骼、軟骨、脂肪、肌肉、血管或其他結締組織或支援組織
- 白血病（Leukemia）
- 造血組織，如骨髓，導致血液產生異常血細胞
- 淋巴瘤（Lymphoma）和骨髓癌（Myeloma）
- 免疫系統，如淋巴結
- 中樞神經系統癌（central nervous system cancers）
- 腦與脊髓組織

為什麼是我

癌症的成因目前尚未釐清，但長期研究結果已證實，有些因素會造成基因突變而導致腫瘤的生長，這些因素包括煙草的使用、飲食的選擇、過多的紫外線照射或曝露在化學藥物或輻射線中。遺傳也是罹癌的危險因素之一，如果家族有癌症的病史，如乳腺癌或結腸癌，務必諮詢醫師，可能需要經由遺傳基因風險測試，來判斷癌症發生的機率。但，請記住，即使有癌症基因的存在，也未必一定會得癌症。

往往，人們在得知自己診斷得癌後，第一個念頭是「我以前做錯了什麼？」或「為什麼是我？」有些人認為得癌症是因果報應，是自己過去做了什麼或沒有做什麼的懲罰。有些人認為癌症是由於偏差的生活方式所產生的後果。在癌症患者中，這些想法很常見的。其實，癌症絕對不是對人的報應，無需自責。也有些人對癌症存有錯誤的迷思，例如，癌症是會傳染的、開刀會讓癌細胞擴散、少吃一點可以把癌細胞餓死等等。在抗癌的路上，類似這樣被扭曲的醫學傳聞比

比皆是，所以確保資訊來源出處的正確性，尋求專業諮詢是不可或缺的。

癌症資訊網站：

- 美國國家癌症研究所
- www.cancer.net/Survivorship
- 美國癌症協會
- http://www.cancer.org
- 新希望華人癌症關懷基金會
- http://www.newhopecancer.org
- 針對解惑癌症迷思網站：
- https://www.cancer.gov/about-cancer/causes-prevention/risk/myths

癌症的癥兆、症狀和檢驗

有些癌症有早期的癥兆或症狀，例如：無法解釋的流血、傷口不癒、疼痛、咳嗽、疲勞或體重的變化。但是有些癌症，發展緩慢，並沒有早期的症狀。

診斷癌症使用的方法：

- 例行身體檢查
- 追蹤腫塊或不尋常的生長組織
- 血液、尿液或組織細胞的測試
- 篩檢測試
- 子宮頸抹片檢查、乳房攝影檢查、大便隱血檢驗或結腸鏡檢查
- X 光射線和數碼影像
- 數碼影像包括電腦斷層掃描（CT 或 CAT）、正電子斷層掃描（PET）或核磁共振影像掃描（MRI）

如果確實發現了不尋常的腫塊或生長組織，進一步的檢驗是必需的，例如：

- 組織細胞切片檢查
- 手術或採集少量的組織細胞、骨骼或骨髓，交由病理實驗室，進行培植或檢查有無癌細胞的存在
- 測試血液或尿液
- 查驗癌症的種類，以及是否蔓延到身體的其他部位
- 影像分析研讀（例如 CT、PET 或 MRI 掃描）
- 確認癌症腫塊（腫瘤）位置和大小

檢驗的目的是精確地定位癌症的存在處與癌症的期別，癌症期別是根據癌症對人體影響的程度而定：

- 腫瘤的大小
- 是否已入侵淋巴結
- 是否已經擴散到身體的其他部位（轉移）

診斷報告通常以「級別」來描述在顯微鏡下觀察癌組織細胞切片的狀況。醫界有多種類型的分級系統，例如，Gleason 分級，通常是用於前列腺癌。一般的分級是從接近正常的等級 1，到細胞分裂極度異常的等級 4。較小的數字（等級 1 和 2）用於癌症的早期階段，較大的數字（等級 3 和 4）指癌症已到較晚階段。請注意，晚期癌症並不代表沒有治癒的希望。

檢驗前的注意事項，包括：

- 檢驗的目的
- 檢驗的風險或副作用
- 是否還有更好、更新的檢驗方法
- 檢驗準備工作及注意事項
- 保險是否承擔所有費用

檢驗後的注意事項，包括：

- 檢驗結果的解讀

- 診斷的準確性
- 導致癌症的原因
- 設定治療方案
- 治療時的副作用
- 生活方式的改變
- 工作上的影響
- 告知親友的適當時間

癌症資訊的評估

一般的醫院、癌症中心和非營利性防癌組織，都有為癌友和家屬提供資訊的服務，如何評估癌症資訊的正確性與可信度，可從查閱資訊是否來自專業醫護人員、是否清楚標示文章的作者姓名、職稱、發文時間及內容屬性（學術報告、一般撰文或是新聞報導）。請注意，使用者必須瞭解這些資訊並非實際的診斷書及治療報告，僅供一般參考用。

有一些機構以販賣資訊、產品或服務來牟利，這是一種商業行為。在這種情況下，所提供的產品往往是未經過實驗證明，會有偏差且不足採信的。資訊的評估需要明智的判斷，例如，是誰提供的，為什麼提供？尤其是有商業性質的產品或服務，那更要特別小心了。

評估癌症資訊

癌症的資訊可能來自醫學文獻、書籍和資料蒐集，很多資訊在網路上找得到。然而，並非所有網上和印刷資訊都是與時俱進和正確的，有些訊息也沒有經過一定程序的研究證實，甚至可能是錯誤的。

評估癌症資訊時的注意事項：

- 甚麼機構發佈的
- 甚麼時候發佈的

- 誰贊助的
- 醫療團隊對資訊的評價

許多機構和公司為癌友提供產品和服務，可以透過下列問題來審視資源的可靠性：

- 提供那些服務項目
- 誰提供的服務項目
- 醫療團隊可否參與合作
- 資訊是否可靠、是否更新
- 是否要付費
- 醫療團隊對該資源的看法

有些商家虛報或推廣未經正式批准的癌症治療方法，有些產品沒有經過臨床測試，這些產品往往無治療效果，有些甚至是有害的。美國食品和藥物管理局（FDA）和美國聯邦貿易委員會（FTC），共同抵制公司出售不實的癌症治療藥物或補充品，並在其官網上例舉不實的癌症藥物和治療方法，名為「Fake Cancer Cures」，值得參考，URL 為：

http://www.fda.gov/Drugs/GuidanceComplianceRegulatoryInformation/EnforcementActivitiesbyFDA

癌症資訊和服務資源網站如下：

- 新希望華人癌症關懷基金會
  http://www.newhopecancer.org
- 美國癌症協會（American Cancer Society）
  http://www.cancer.org
  Cancer.Net
  http://www.cancer.net
- 癌症支援社區（Cancer Support Community）
  http://www.cancersupportcommunity.org
- 疾病控制中心（CDC）癌症預防和控制

http://www.cdc.gov/Cancer
- 美國國家癌症研究所（National Cancer Institute）
http://www.cancer.gov

建立支援系統

癌友和家屬若能在治療期間建立一個完整的支援照顧網絡，可以輔導癌友解決許多困難，進而專心接受治療。有些癌友從親友或照顧者得到很好的幫助，但是有的癌友可能就沒有那麼幸運了。無論如何，能得到額外的照顧是成功抗癌很重要的一環。

任何人都不應該獨自抗癌，尋求支援，可以經由醫護人員、社工或醫療導航員的協助，建立一個由志願者、宗教團體及癌症關懷機構組成的支援照顧網絡。

支援照顧網絡的工作包括，協助：
- 記錄醫療記錄和預約治療事宜
- 蒐集相關訊息
- 處理醫療保健問題
- 處理保險和財務事項
- 日常生活的照顧，如交通安排、照顧小孩等

列表需要幫助的事項，並登記願意幫助的人員名單：
- 記下他們的聯絡方式、時間和幫忙事項
- 把日程表分發給所有願意幫助的人
- 與抗癌成功的癌友分享經驗

許多醫院和癌症中心聘有癌症方面的社工，他們的角色是協助癌友在與醫護人員或其他相關人員溝通前，模擬可能的策略，同時在保險和經濟援助方面提出方案。有些醫院和癌症中心更設有醫療導航部門。這些導航員的職責是直接參與癌友與複雜的醫療保健系統的連繫與作業，以確保癌友獲得最好的醫療。

　　癌友互助團體是一個提供給癌友們分享經驗的組織。每一個互助團體性質不大相同，癌友不妨嘗試參與多個團體，可依照地理位置、人數多寡、活動類型找到適合自己的團體。一般醫療團隊大多具備互助團體的名單。其實大多數人都有助人的意願，何況是親友、同事和鄰居。讓他們知道自己的需要並適時伸出援手，因為關懷與參與也有助於他們對癌症的瞭解。

　　非營利的防癌組織，為癌症患者提供各種資源和服務，如：

* 　　新希望華人癌症關懷基金會

　　http://www.newhopecancer.org

　　Imerman 天使基金會 http://imermanangels.org

* 　　免費為癌症患者匹配一個曾有過相同癌症經歷的人，這是為世界上的癌友（不分地區、癌症類型、或階段）提供服務的機構。

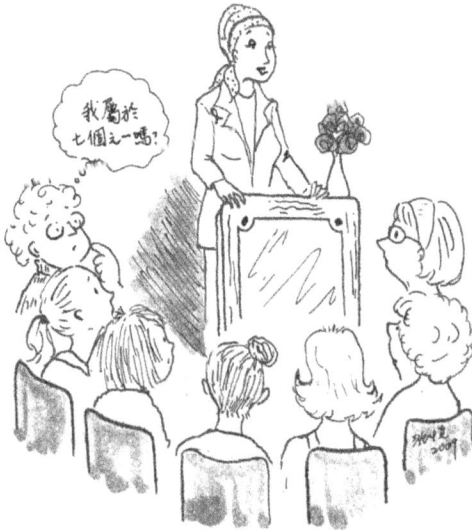

講者："八個女人之中有一位會在此生得乳癌。"聽眾："我屬於七個之一嗎？"
Speaker: "One out of eight women will get breast cancer in her lifetime." Audience: "I'm one of the seven?"

後　記

　　我和新希望以及開心俱樂部的緣分從賈暢開始，我家老二和她家的女兒從托兒班開始就在一個學校，後來又在同一個小學的幼稚園班，大家有很多時間在一起帶孩子，也一步步瞭解了更多關於她的情況。那時候我才知道她的乳腺癌經歷。以前在我的生活中，好像沒有什麼關於這個的印象，但是當時我覺得是一個乳癌倖存者還是挺有挑戰性的。從賈暢的身上我看到了很多特別好的品質，堅韌，熱心，豁達，淡定，開心！所以後來有機會作為志願者參加一些新希望的活動，疫情期間幫著組織讀書會等等，在這些活動中看到和聽到了很多其他人身上同樣感人的故事和品質。

　　為了慶祝開心俱樂部成立三十週年，幾個俱樂部的歷任負責人，加上現在的核心幾個核心人物想著要回憶一下俱樂部的歷史，做這樣一本訪談錄。我因為在新希望華人癌症基金會做義工，組織讀書群，同時見證現在新希望基金會的負責人賈暢在對抗乳癌的十多年，所以接下了編寫這個訪談錄的任務。

　　從 2023 年十月份，我開始抱著瞭解俱樂部的目的開始參加開心俱樂部和新希望的各種活動，有新希望的年會，十週年紀念會，也有俱樂部的每一次分享和野外活動，同時也和俱樂部的一些代表成員做一些單獨的訪談活動，收集和整理了一些俱樂部成員的第一手材料。

　　在訪談之前我們瞭解了一些開心俱樂部的背景，歷史和傳承，同時也有不少其他的材料，比如 Teresa 提供的一些報紙上的的內容，Dale 提供的關於義工培訓的一些內容，還有以前 15 周年的一些紀念冊的書本內容，以及大家多次參加開心俱樂部的發言等等。

訪談是從 2024 年春節期間之後，集中在一月和二月份，後來我們又陸續訪問了萬姐姐和沈悅大姐。我們的訪談主要集中在幾個方面，自己乳癌治療和調整的過程，乳癌治療過程中的身體和心理的調整過程，如何處理治療過程中和治療之後的家庭關係問題，如何面對復發的焦慮，關於 second opinion 和 alternative 治療方法的問題，以及互助組織像開心俱樂部這樣的組織對治療之中和之後的作用和影響等等。

　　在這些訪談中我看到我們訪談的幾個朋友之中，有很多不一樣的地方，比如病情不一樣，醫療狀況不一樣，治療過程順利程度也不一樣，對自己心態調整和重新認識自己身體和心理狀況等過程也不一樣等等，但是也看到了很多相同的品質，我想正是他們身上這些相同的品質，把她們都集中到了開心俱樂部來了。

　　訪談中有幾個我覺得特別受啟發的觀點和大家分享。這不僅是作為開心俱樂部的成員，我覺得生活中我們每一個人都能從這些話裡受到啟發。

　　「開心是生活的妙方」。是沈悅老師的一句經典，我想這也是開心俱樂部成立的初衷。我們面對並接受生活中的困難和挑戰，這個過程中我們同樣尋找和保持讓自己開心快樂的狀態。這正是我們熱愛生活的一種表現。我媽媽經常跟我說，時間是公平的，你哭著也是一天，笑著也是一天。同樣的一天，看你自己如何選擇。

　　「經驗是一盞昏暗的路燈，只照亮經過的人」。這個正是開心俱樂部互相抱團取暖，相互扶持的意義。

　　「重新認識自己的過程」，是訪談中路敏說到的。她說治療之後開始一點點重新瞭解自己身體和心理的極限，一點點打開自己，也更好的瞭解了自己的身體和心理，從而成為了一個讓她比以前更開心的更鬆弛的自己。

　　「施比受有福」是萬姐姐講述自己這些年中做臨終關懷義工的一句總結。聽萬姐姐講述她做義工時的那些故事，讓人十分動容。

在這本書的寫作和整理的過程中，我也遇到了不少困難和挑戰。這些是我沒有想到的，也給了我一個機會重新認識自己。本來我是帶著對這些癌友們的敬佩的心理來從一個義工的視角來理解她們。可是有兩件事情深深的觸動了我。讓我一度無法從這些時間中把自己拔出來，不得不停下工作的進度，給自己時間來調整。

我和賈暢去斯坦福醫院探訪即將轉入臨終關懷的曾杏萍，去之前我聽賈暢給我介紹了她的情況，真的很驚歎她如此冷靜和淡定，同時，當我在病房裡聽她溫和而細緻地給我們講她如何挑選自己的骨灰盒和遺照，安排自己的葬禮，講到她喜歡在骨灰盒上有什麼樣的花紋的時候，我的眼淚都忍不住了。後來她有略帶遺憾和期望的跟我們說她最希望的是自己能夠挺過耶誕節，然後再挺兩天，因為 12/26 是她兒子八歲的生日。我那時整個人都是懵的，回去以後，有很長時間我都不能消化這樣的場景。

二月份，中國年前後，賈暢幫我安排組織了一系列的訪談。訪談進行的其實還是十分順利的，每一個癌友的談話，都是積極正面的，越發讓我感覺到開心俱樂部裡我看到的那些「勇氣」「互助」以及「開心」的各個方面。我開始慢慢一點點把訪談的內容變成文字。

當時我第一個完成的訪談內容現在新希望基金會理事會裡唯一的癌友劉淑明博士。在完成她的訪談文字的第一版之後，我和她約好把這個訪談的內容給她。當時劉淑明博士正好有一些多餘的一個中國元宵節的音樂會的入場券，我們就約好了一起去看音樂會，同時把文字的內容和視頻傳給她。我們在演出的劇場見面，我們的座位在二樓，於是我和淑明姐一起去上樓，淑明姐說她需要很慢才能爬樓梯，那時候我剛知道淑明姐的情況，看著她一步步挪動的樣子，我突然想起安徒生童話故事裡的小美人魚有了雙腿，可以自由的行走在地上，可是每一步，都反復走在刀尖上一樣，可是她曼妙的舞姿吸引了王子，也迷住了每一個人，沒有人知道她舞動的每一步，都仿佛走在刀尖上。看著淑明姐《笑談癌症》等各種義工各種組織各種活動，

157

曼妙的聲音，讓每一個看到的人眼睛都亮起來，如果不知道她的情況，誰能相信呢？這大概就是開心俱樂部所代表的信念的力量吧。

接受和消化這些訪談的內容，對我來時也是一個充滿了挑戰的過程。很多細節，對於這些一直和乳癌戰鬥或者共存的朋友來說，好像就是日常生活平常的一部分，然而，對我來說，好像看到和理解這每一步都是和生死相關的內容，看到她們在每一個和生命相關的猶疑和不確定中不斷做出困難的抉擇，並堅定的接受這樣或者那樣的結果，對本來就有抉擇困難的我來說，是一件十分煎熬需要不斷挑戰自己的事，有時在重播訪談內容的時候，我都會無法繼續爾不得不停下來花費好長時間讓自己一點點接受這樣的談話。記得在聽萬致昆大姐談到她處理自己臨終關懷病人的那些細節的時候，我有時候會渾身發軟，手指都無法敲擊鍵盤，不得不停下好長時間才能夠讓自己平靜下來。

這本書的寫作，對我也是一個很好的學習和重新認識自己的過程。就如我們前面說的，這是開心俱樂部 30 年的一個小結，也是我們繼續開心面對未來的一個開始，這個紀念冊是開心俱樂部 30 年的一個見證，也是我作為一個朋友，一個志願者，表達的對大家的祝福和敬仰。我也十分感恩有這樣的一個機會讓我重新認識自己，也開始以一種不再是僅僅帶著敬佩的眼光的圍觀者的視角來重新認識開心俱樂部，認識這一群開心有愛的朋友們。

如果朋友們看到這個訪談錄，知道並更瞭解開心俱樂部，能看到或者找到這裡一個抱團取暖的大家庭，如果更多的朋友們看到這個訪談錄，能因此記得每年定期進行乳癌篩查和婦科年檢，那麼我想這本訪談錄就實現了它的目的了。

廖卉平

03/24/2025

附錄一　孫悟空與我

沈　悅

　　1943 年出生，成長於香港和台灣，台大化學系畢業後至 Caltech 攻讀研究院，曾在 UC Berkeley 及 Stanford 從事生化研究約十年。

　　1996 年被診斷得乳癌，治療後加入美國防癌協會加州華人分會成為扶助新患者的義工，主編「談癌季刊」及提供鼓勵癌友的漫畫。2005 年癌症復發，再度接受治療，養病期間把歷年所作漫畫付印成二小冊，分別為「笑果奇佳」及「特笑藥」，用以贈送病友，希望能給他們在抗癌的辛苦日子裡帶來陽光和笑容。2013 年參與成立「新希望華人癌症關懷基金會」，繼續從事提高華人對癌症的認識以及防治的工作。

　　雖然本科學的是生化，但也熱愛藝文與戲劇，曾任聖荷西 Repertory Theatre，三藩市 Asian Art Museum 董事。1996 年的患病更激發實現舞台編劇及製作的夢想，先後與「橋和門」及「華藝」兩個表演藝術團體合作。九部舞台劇*陸續在灣區首演，其中四個劇本分別被上海職業劇團選用。歷史傳奇「夫差與西施」經改編成為歌舞劇，入選 2001 年上海國際藝術節。部分戲劇的錄影及漫畫均收集在網站： www.joycehsu.us.

　　主要戲劇作品: 誰是贏家、今生有約、西施與夫差、戀愛一籮筐、陰錯陽差、換個老婆太麻煩、領帶 vs. 高跟鞋、飛越世紀、廿一世紀的童話。

　　我怎麼一下子會和西遊記的孫悟空打上了交道？

　　2020 年冠狀病毒橫行，四月我和所有加州的居民一樣都窩在家

一天晚上，偶然看到我左邊胸部在廿四年前為割除乳癌而留下的長長一條疤痕的旁邊長了兩顆青春痘，憑我當了多年癌症相關工作的義工經驗，立刻想起癌症復發的地方有時候會在疤痕的旁邊，二話不說打電話約醫生，果不其然又是乳癌，這是我第二次復發，離開第一次復發整整十五年。

我這個老病人，連乳癌醫生都看到當年醫生的大弟子了，也害他們師徒二人頭髮都被搔白了。既然癌症又找上門來就又開戰吧，這次倒是有一個方便，戰場就在左胸口，一個個青春痘都是冰山的一角，肉眼看得到，一種藥用下去一陣子之後是否有效，一目瞭然。如此幾個月過去，經過三種不同的治療，有的顯然無效，因為更多青春痘沿著一條淋巴線漸漸往右胸侵入。有的生效，眼看痘痘縮小，但是藥物的副作用使雙腳幾乎不良於行，治療只好喊停。

隨後，醫生決定要用新戰術：化療加上免疫療法 Chemo /Immunotherapy，對我而言，1996 和 2005 都嚐過化療的滋味，頭髮也掉光過兩次，沒什麼大不了，而這免疫療法是什麼？查了網站看了幾遍還是很難對朋友解釋，正在這時候看到開心俱樂部的前會長曾春暉女士領導的兒童劇團演出西遊記，忽然靈光一現，這個所謂「用一種人造的新藥 checkpoint inhibitor 去抑制身體裡的 check point，使它不能阻擋我們的免疫系統 T-cell 去攻打癌細胞」的這套方法是可以用「西遊記」裡面的人物關係來戲說一番：妖怪（Cancer）要吃唐僧（Our Body），沙和尚（checkpoint inhibitor）去拉開被妖怪愚弄的豬八戒（Checkpoint），讓齊天大聖孫悟空（T-cell）放手去打妖怪（cancer cell）！

依著這個有趣的思路，一個短劇「抗癌大將孫悟空」
https：//www. youtube. com/watch？ v=7N-9U5cY7sU
（www. joycehsu. us）由春暉兒童劇團的小朋友演出之外，我也請 Jerome Lu 用漫畫來詮釋，「寓教於樂」是一種快樂的學習方式。

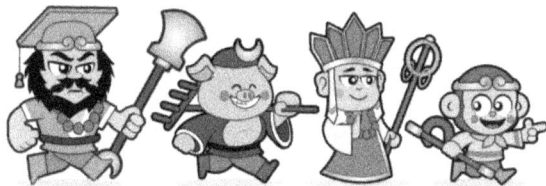

圖解
免疫療法
IMMUNOTHERAPY
Created by
Joyce Hsu & Jerome Lu
沈悅　　陸維榮

人物：

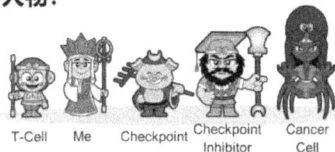

T-Cell | Me | Checkpoint | Checkpoint Inhibitor | Cancer Cell

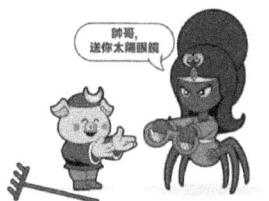

Handsome guy, here is a pair of sunglasses for you.

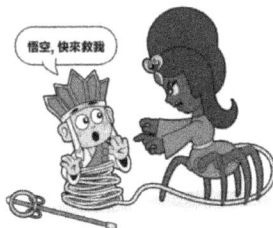

Monkey! Come and save me!

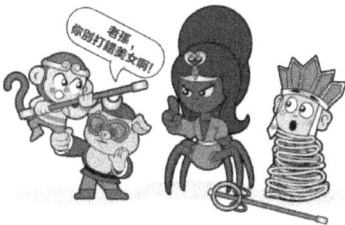

Monkey! Don't hurt this pretty lady.

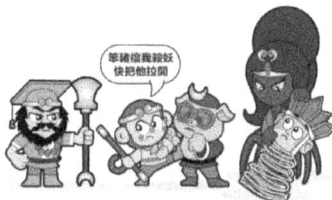

Pull this stupid pig away!
He is blocking me from killing the monster.

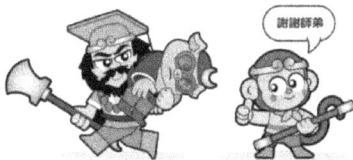

Thank you, brother.

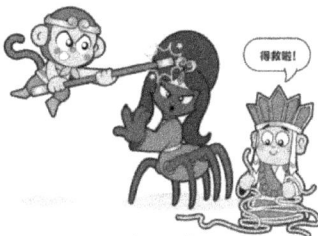

I am saved!

附錄二　活動花絮

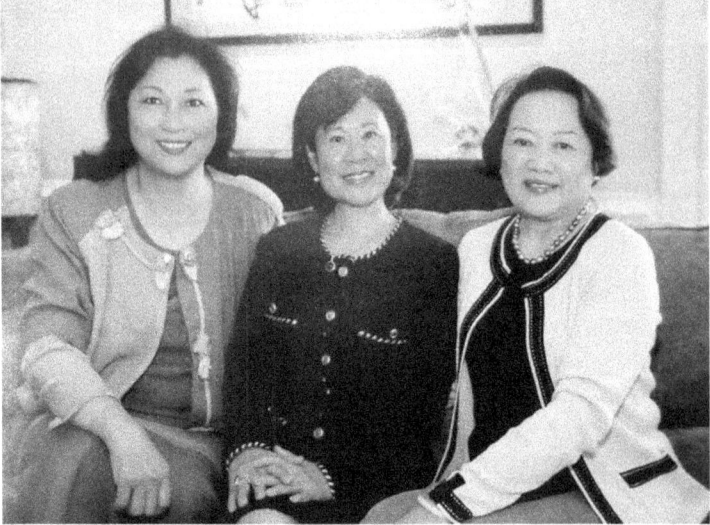

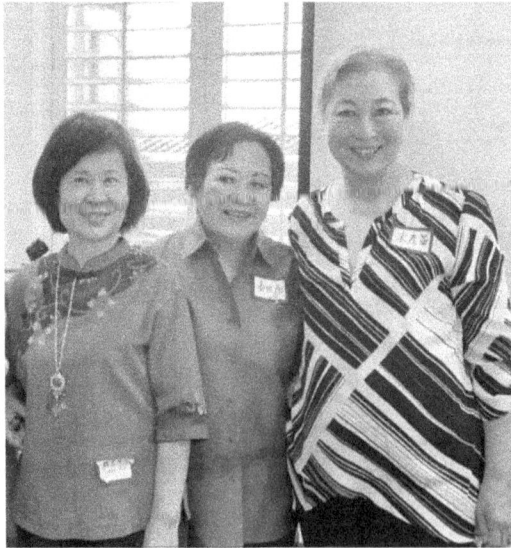

開心俱樂部三位創辦人（朱彥英女士、韓慧英女士、萬致昆女士）

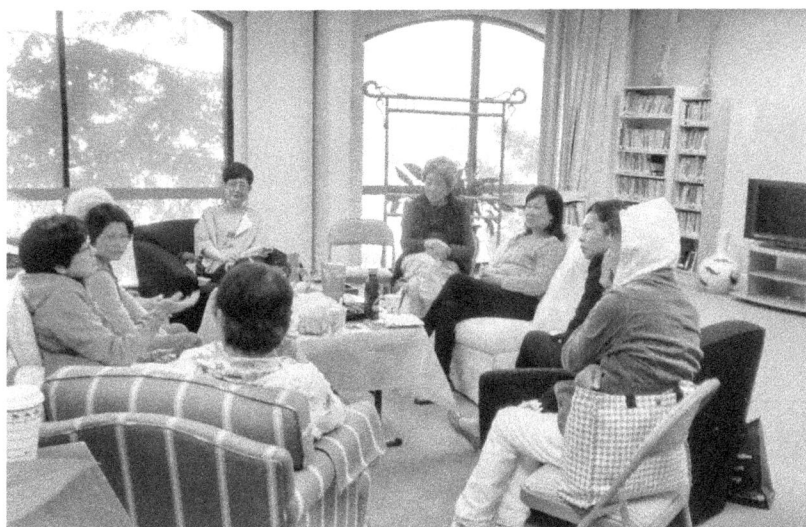

開心俱樂部辦公室聚會

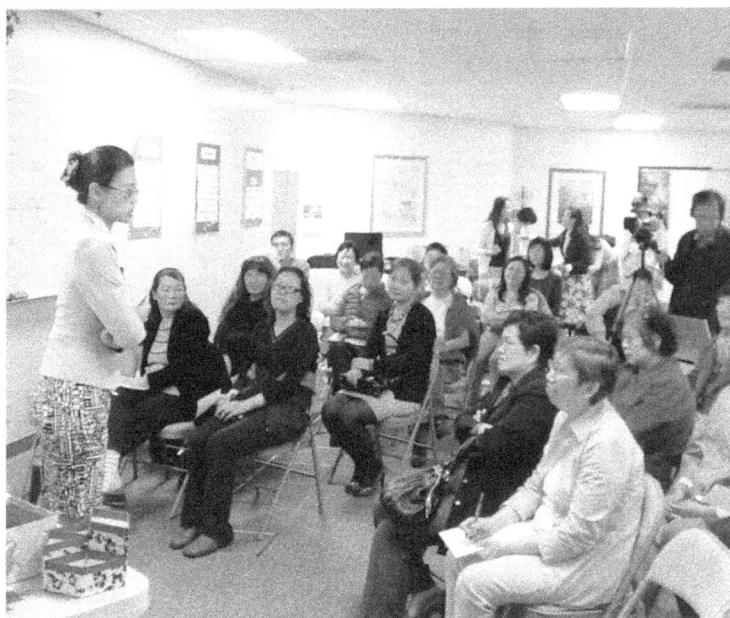

開心俱樂部辦公室講座

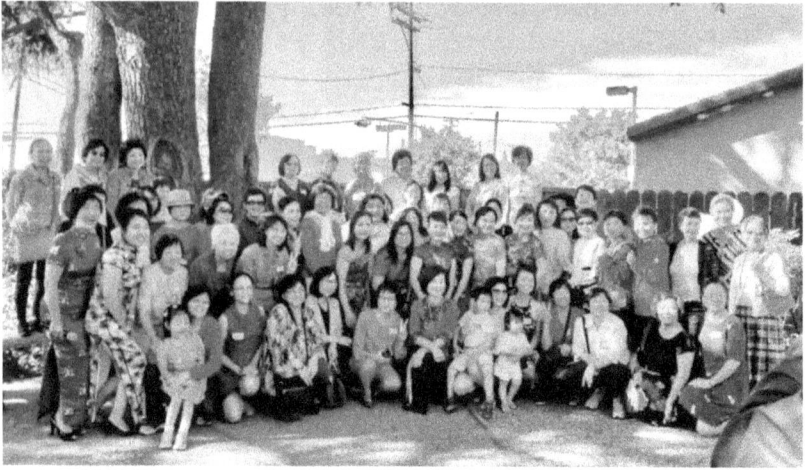

2019 年 10 月 25 周年旗袍秀

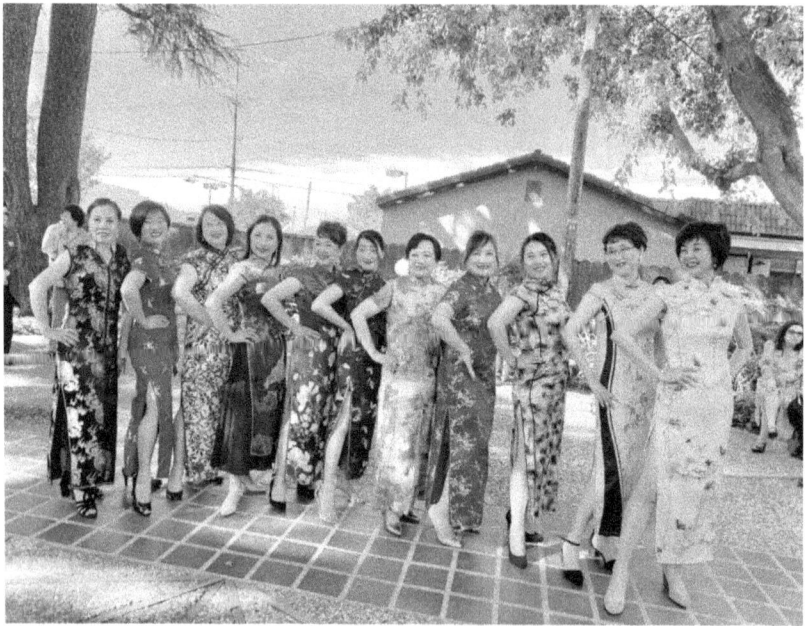

2019 年 10 月 25 周年活動合影

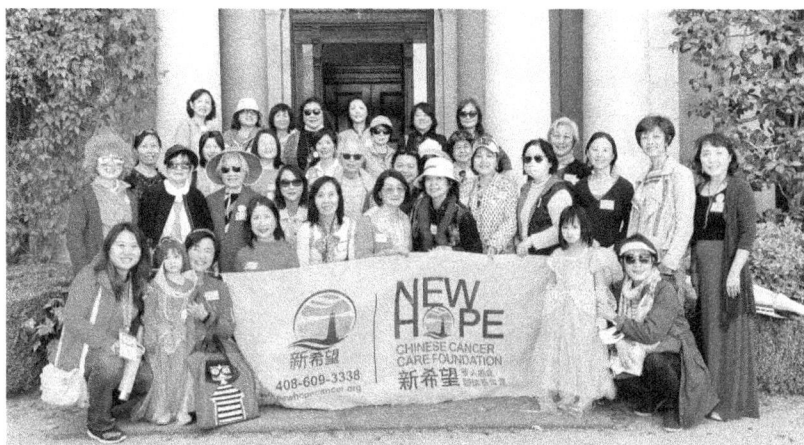

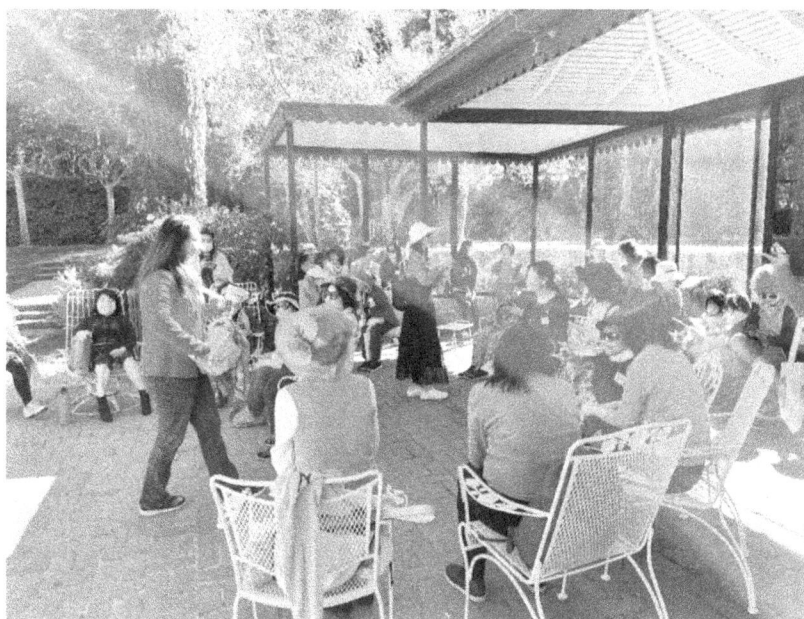

2023 年十月 Filoli 花園活動

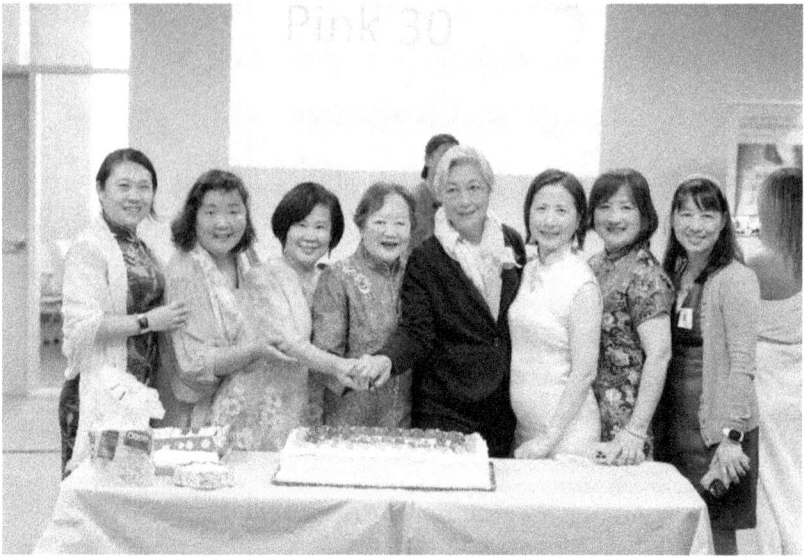

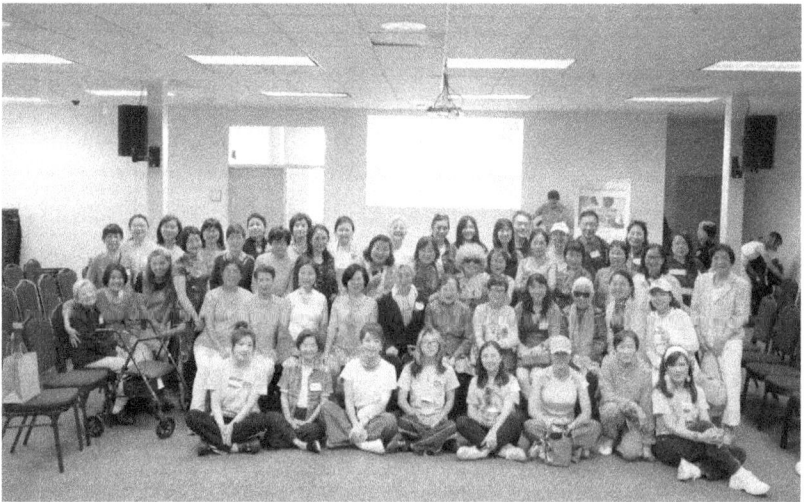

2024 年 10 月 30 周年慶

關於訪談者

　　廖卉平，微信名拔牙，自由职业者。早年毕业于北京师范大学中文系和斯坦福教育学院。曾任美国汽车联合会高级培训经理。热爱旅游，读书，美食和跑步。与两个女儿生活在美国旧金山湾区。

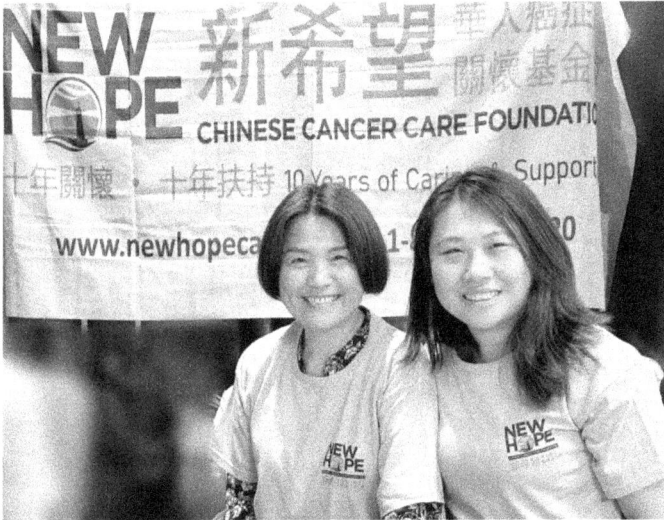

访谈者廖卉平（左）和新希望华人癌症关怀基金会
现任 ED 执行主任 贾畅 Christina

www.ingramcontent.com/pod-product-compliance
Lightning Source LLC
Chambersburg PA
CBHW022054020426
42335CB00012B/684

* 9 7 8 1 9 6 1 7 6 8 1 9 2 *